978 3403018858

Werner Schaube (Hrsg.) · Dreimal täglich Freude

Werner Schaube (Hrsg.)

Dreimal täglich Freude

Wünsche und Gedanken zum Gesundwerden

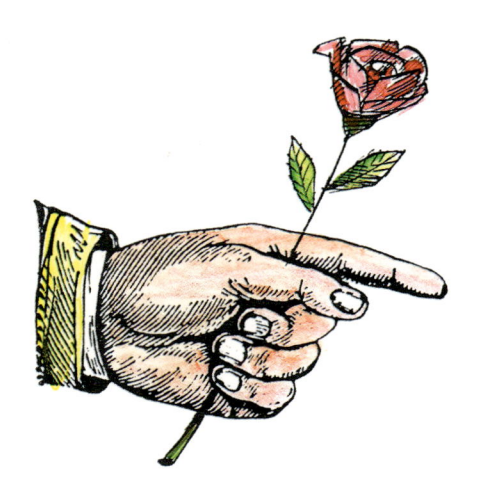

VERLAG LUDWIG AUER DONAUWÖRTH

Bildnachweis

Karl-Otto Rentmeister, Spaichingen   Titelfoto
Jules Stauber, Schwaig   S. 3
Robert Holder, Bad Urach   S. 7
Wolf Krabel, Stockholm   S. 8
Deike-Press, Konstanz   S. 9
Bavaria-Verlag, Gauting (Hubrich)   S. 11
Anthony-Verlag, Starnberg (Reinhold)   S. 14
Werner Schaube, Hagen   S. 16/17
Cartoon: Zeit. Fred Marcus, Nijmegen   S. 18/19
Franz Lutz, Oberstenfeld   S. 21
Peter Friebe, Unterpfaffenhofen   S. 22/23
Bernhard Winkelmann, Hagen   S. 25
Photoindustrie-Verband/Arndt Schmehl   S. 26/27
Franz Lutz, Oberstenfeld   S. 28
Werner Schaube, Hagen   S. 30
Bernhard Winkelmann, Hagen   S. 31
Grafik: „Ijob" aus: Nebenan ist Jericho. Verlag Butzon & Bercker, Kevelaer   S. 32
Grafik: „Robinson Crusoe". Alfred Finsterer, Stuttgart   S. 34
Der Sturm auf dem Meere. Hitda-Kodex, um 1020 (ars liturgica. Kunstverlag Maria Laach)   S. 37
Wolf Krabel, Stockholm   S. 39
Bernhard Winkelmann, Hagen   S. 41
Cartoon: Untersuchung. CORK. Verlag Heim und Werk, Düsseldorf   S. 45
Hoppe, Stadtallendorf (BfH)   S. 47
Foto-present, Essen   S. 49
Ernst Penzoldt   S. 51
Jules Stauber, Schwaig   S. 52
Wilhelm Pabst, Uhingen   S. 54
Werner Schaube, Hagen   S. 56
Werner Schaube, Hagen   S. 58
Werner Schaube, Hagen   S. 59
Robert Holder, Bad Urach   S. 60

1. Auflage. 1988
© by Ludwig Auer GmbH, Donauwörth. 1988
Alle Rechte vorbehalten
Gesamtherstellung: Ludwig Auer GmbH, Donauwörth
ISBN 3-403-01885-7

Inhalt

Dreimal täglich Freude
Werner Schaube 7

Lachen wurde erforscht 8

Lachen ist die beste Medizin 9

Ohne Lachen läßt sich nicht leben
Phil Bosmans 12

Wußten sie schon...
Wilhelm Willms 15

Selig die Humorvollen und Weisen .. 16

Wer (keine) Zeit hat 18

„Unersetzliche" schieben
Urlaub auf 20

Denn so wie ihr Augen habt...
Michael Ende 21

Atempause
Werner Schaube 22

Komm, sing ein Lied!
Werner Schaube 24

Zitat
Angelo Branduardi 25

Der Wert des Glücks
Ferdinand Raimund 26

Lebensqualität
Antoine de Saint Exupéry 28

Rede des großen
Häuptlings Seattle 29

Einfach Sätze
Helmut Heißenbüttel 30

Solange es das noch gibt
Anne Frank 31

Ijob verzweifelt
Ijob 10,1–22 32

Rücksprache mit Ijob
Werner Schaube 33

Robinson Crusoe
Daniel Defoe 34

Spuren im Sand 36

Wo ist euer Glaube?
Nach dem Lukasevangelium 37

Er heilt alle deine Gebrechen
Psalm 103,1–18 38

Lebensweisheit
Jesaja 46,4.5a 40

Gebet
Blaise Pascal 40

Ein Hoffnungsbild
Werner Schaube 41

Nur schlucken?
Werner Schaube 42

Rezept-Vorschlag
Katharina Elisabeth Goethe 43

Englands Ärzte vermissen
Klinik-Schreck 44

Besuchszeiten 46

Gebet
Mutter Teresa 48

Genesung
Ernst Penzoldt 50

Ein gutes Wort sagen
Werner Schaube 52

Unterscheidung
Friedrich Christoph Oetinger 55

Zitate
R. Tagore / K. Gibran / P. Claudel ... 56

Erfahrungen – ein Credo
Andreas Baur 59

Gute Aussichten
Elmar Gruber 61

Lesehinweise/Quellen 62

Dreimal täglich Freude

Könnte man Freude verabreichen
wie eine wohlschmeckende Medizin,
es ging uns allen besser,
den Kranken und den Gesunden.
Gerade dann
wenn uns nicht zum Lachen zumute ist,
wenn uns das Lachen vergeht
oder im Halse stecken bleibt,
ja, wenn es nicht einmal mehr
zu einem Lächeln reicht,
wäre ein wenig Freude
das belebende Allheilmittel.
Was tun?
Niemand kann Freude erzwingen,
aber vielleicht geht es schrittweise:
den kleinen Funken Hoffnung sehen,
etwas Geduld mit sich und anderen haben,
einen Rest kindlichen
Vertrauens aufbringen.
Seite für Seite: gute Wünsche
zum Frohwerden und Gesundwerden.

„Die einzige Art,
mit dem Leben fertig zu werden,
ist die, daß man es liebt."
Georges Bernanos, 1888–1948

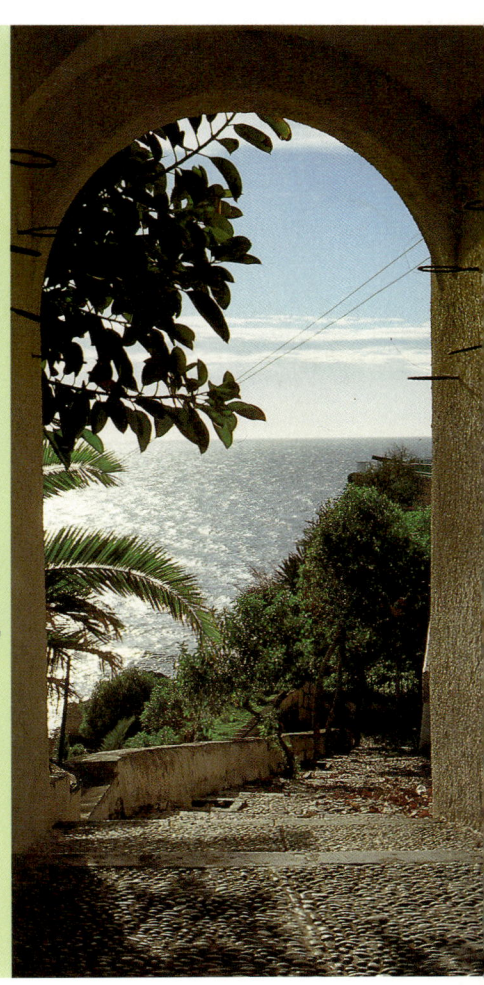

Lachen wurde erforscht

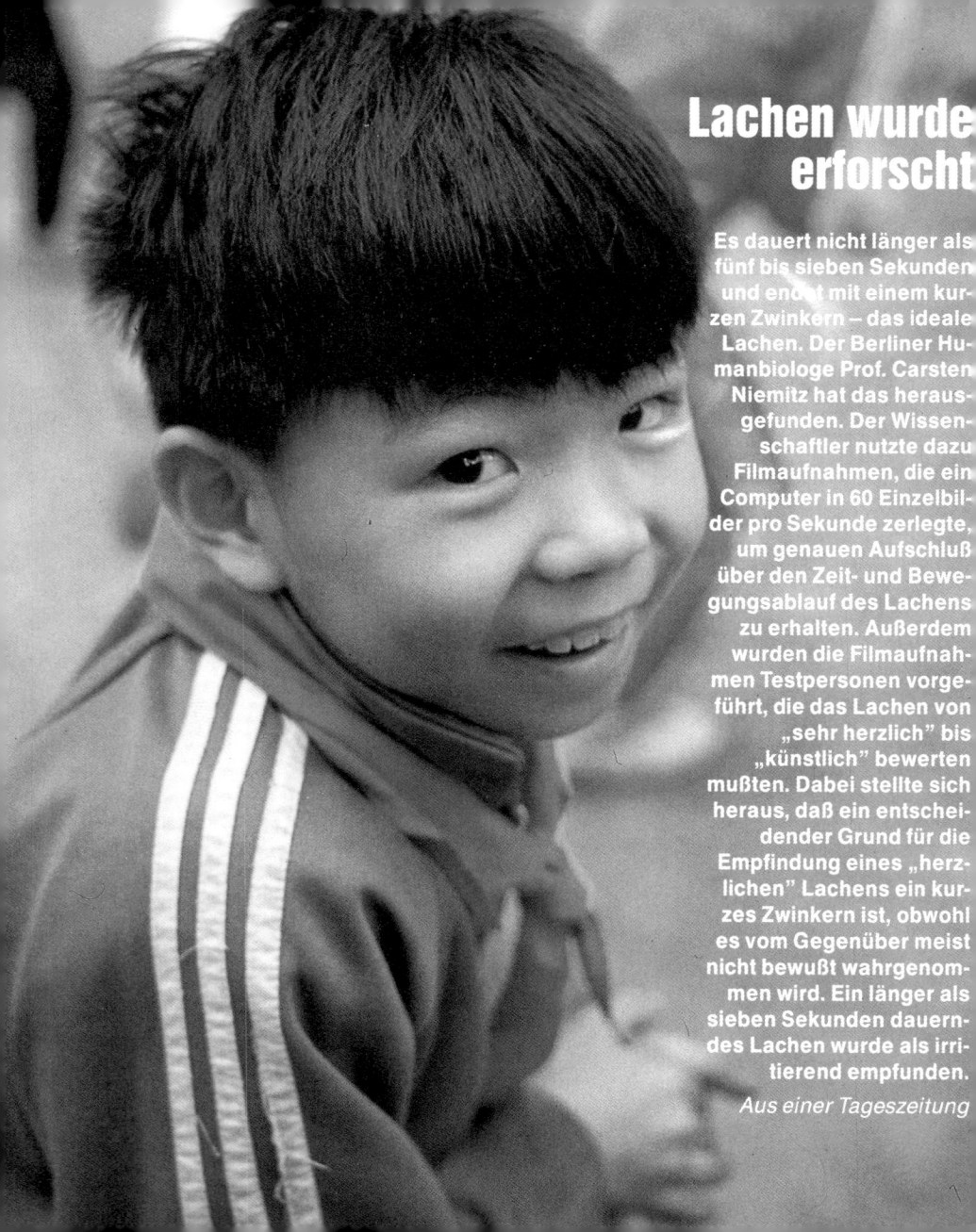

Es dauert nicht länger als fünf bis sieben Sekunden und endet mit einem kurzen Zwinkern – das ideale Lachen. Der Berliner Humanbiologe Prof. Carsten Niemitz hat das herausgefunden. Der Wissenschaftler nutzte dazu Filmaufnahmen, die ein Computer in 60 Einzelbilder pro Sekunde zerlegte, um genauen Aufschluß über den Zeit- und Bewegungsablauf des Lachens zu erhalten. Außerdem wurden die Filmaufnahmen Testpersonen vorgeführt, die das Lachen von „sehr herzlich" bis „künstlich" bewerten mußten. Dabei stellte sich heraus, daß ein entscheidender Grund für die Empfindung eines „herzlichen" Lachens ein kurzes Zwinkern ist, obwohl es vom Gegenüber meist nicht bewußt wahrgenommen wird. Ein länger als sieben Sekunden dauerndes Lachen wurde als irritierend empfunden.

Aus einer Tageszeitung

Lachen ist die beste Medizin

Lieber Gott und Herr!
Setze dem Überfluß Grenzen,
und laß die Grenzen überflüssig werden.
Nimm den Ehefrauen das letzte Wort,
und erinnere die Ehemänner an ihr erstes.
Gib den Regierenden ein besseres Deutsch
und den Deutschen eine bessere Regierung.
Schenke uns und unseren Freunden mehr Wahrheit
und der Wahrheit mehr Freunde.
Bessere solche Beamten, die wohl tätig,
aber nicht wohltätig sind,
und laß die, die rechtschaffen sind, auch recht schaffen.
Sorge dafür, daß wir alle in den Himmel kommen,
aber, wenn du es willst, noch nicht gleich.

Gebet eines Pfarrers, 1864 in der „Bergischen Volkszeitung" veröffentlicht

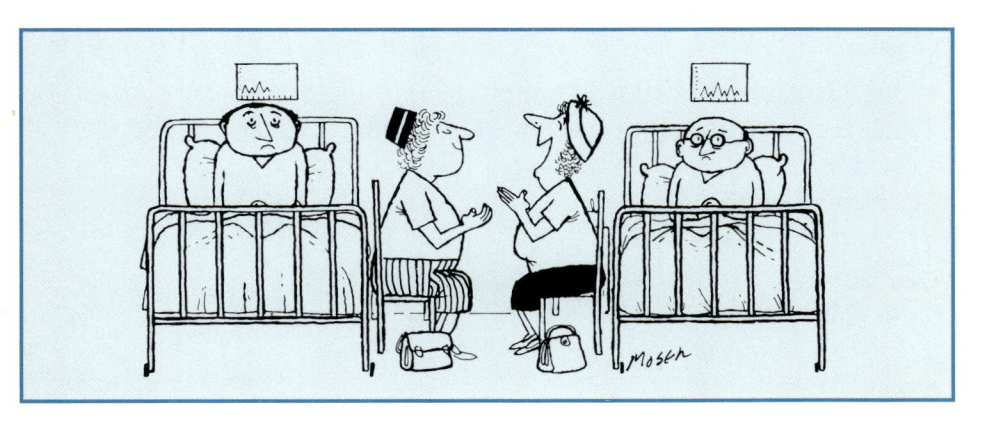

Heiter machen heißt:
Von Natur aus ist Arzt, wer andere erheitern kann.
Demokrit

Der kürzeste Weg zwischen
zwei Menschen ist ein Lächeln.
Henry Sakal

Wer einen Menschen zum Lachen bringt,
tut ein gutes Werk.
Indonesisches Sprichwort

Auf dem Grunde des Lächelns
schwimmt eine Träne.
Charlie Chaplin

Der verlorenste aller Tage ist der,
an dem man nicht gelacht hat.
Sebastien Roch, Nicolas Chamfort

Der Himmel hat den Menschen als Gegengewicht
gegen die Mühseligkeit des Lebens drei Dinge gegeben:
die Hoffnung, den Schlaf und das Lachen.
Immanuel Kant

Zeige den Menschen ein heiteres Gesicht,
denn sie müssen es ansehen.
Indisches Sprichwort

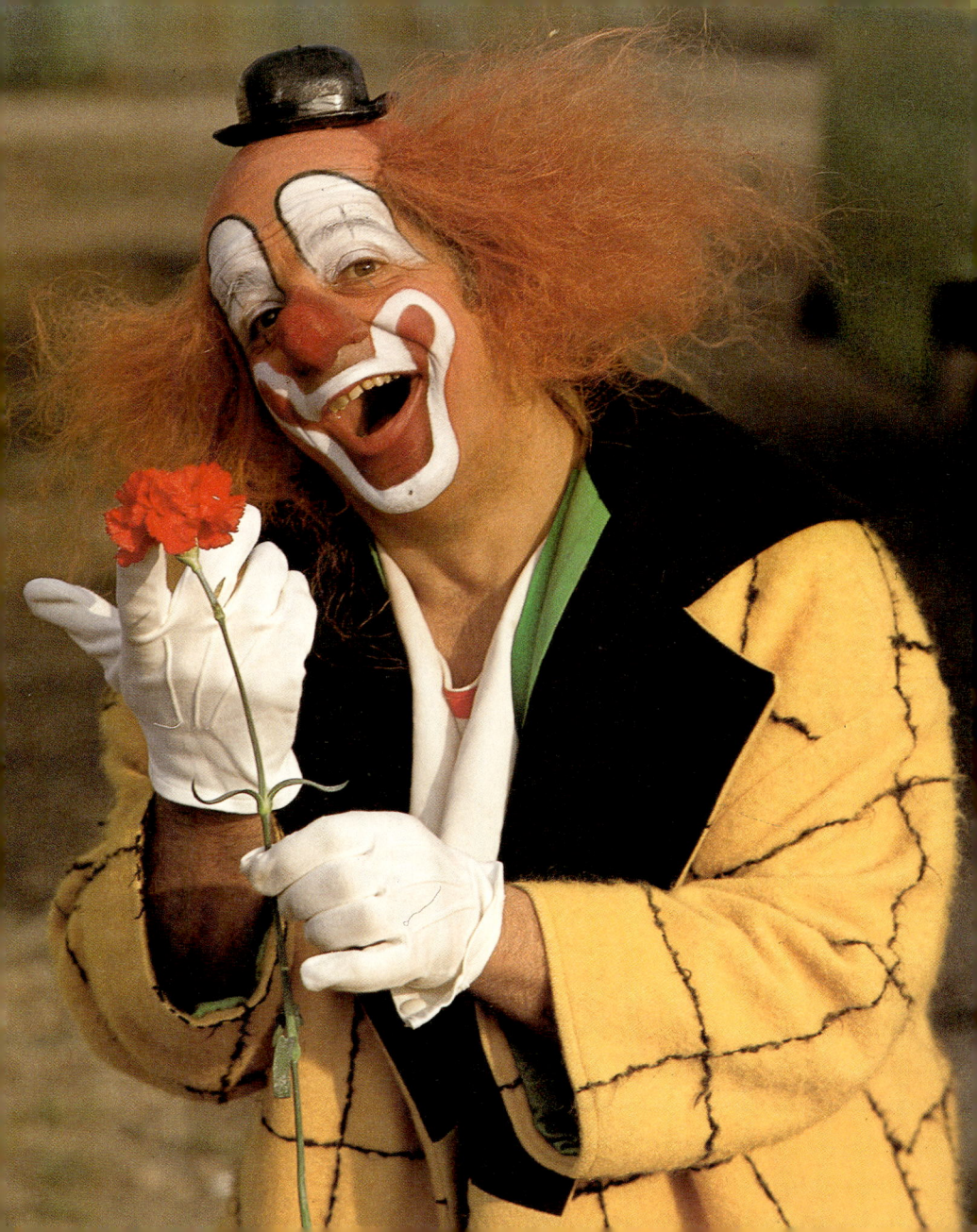

Ohne **LACHEN** läßt sich nicht leben

Lachen ist gesund.
Du hast **Lachen** nötig.
Humor ist gesund.
Ob du an diese Seite deiner Gesundheit
wohl genug denkst?
Durch deine ganzen Sorgen
machst du dir Falten in dein Herz,
und schnell hast du dann
auch Falten im Gesicht.
Lachen befreit. **Humor** entspannt.
Lachen kann dich erlösen
vom falschen Ernst.

Lachen ist die beste Kosmetik fürs Äußere
und die beste Medizin fürs Innere.
Regelmäßig die Lachmuskeln betätigen –
das ist gut für die Verdauung,
der Appetit kommt in Gang,
und der Blutkreislauf bleibt stabil.

Humor gibt dir ein Gespür für die Dinge,
wie sie sich zueinander verhalten
und wieviel Gewicht ihnen zukommt.
Lachen und **Humor** wirken sich aus
nicht nur auf deinen Stoffwechsel,
sondern auch auf deine Umgebung.

Lachen und **Humor** entlasten.
Sie verringern Spannungen und Tränen.
Sie befreien vom erdrückenden Ernst
der bleiernen Probleme,
von der erstickenden Luft des Alltags.
Lachen und **Humor** –
das beste Mittel gegen Vergiftung
von Geist und Herz.
Lachen und **Humor** machen den Weg frei
zu ungeahnter Lebensfreude.

Was ist ein verlorener Tag?
Ein Tag, an dem du nicht gelacht hast!

Phil Bosmans

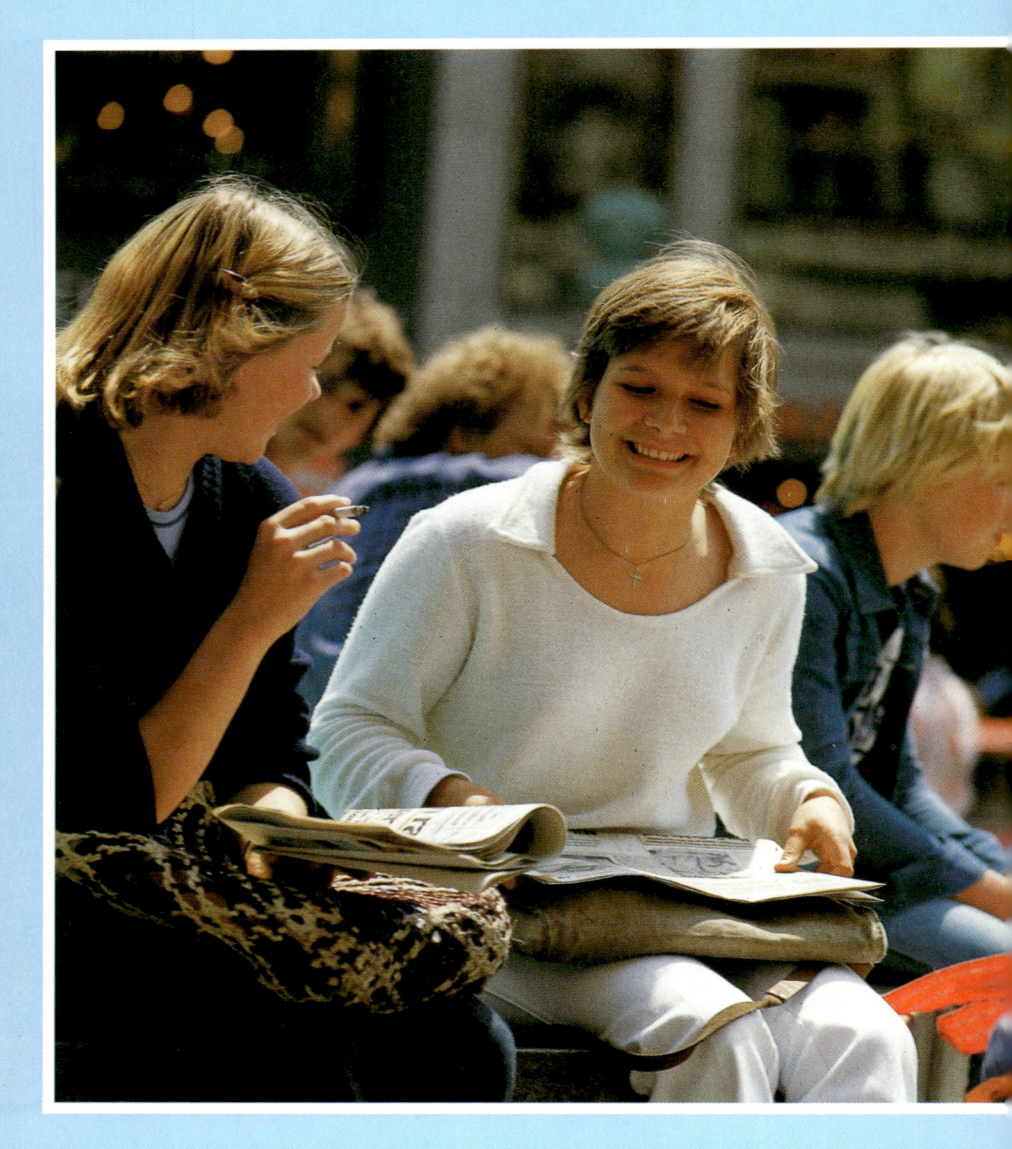

Wußten sie schon...

daß die nähe eines menschen
gesund machen
krank machen
tot und lebendig machen kann
wußten sie schon
daß die nähe eines menschen
gut machen
böse machen
traurig und froh machen kann
wußten sie schon
daß das wegbleiben eines menschen
sterben lassen kann
daß das kommen eines menschen
wieder leben läßt
wußten sie schon
daß die stimme eines menschen
einen anderen menschen
wieder aufhorchen läßt
der für alles taub war
wußten sie schon
daß das wort
oder das tun eines menschen
wieder sehend machen kann
einen
der für alles blind war
der nichts mehr sah
der keinen sinn mehr sah in dieser welt
und in seinem leben
wußten sie schon
daß das zeithaben für einen menschen
mehr ist als geld
mehr als medikamente
unter umständen mehr
als eine geniale operation
wußten sie schon
daß das anhören eines menschen
wunder wirkt
daß das wohlwollen zinsen trägt
daß ein vorschuß an vertrauen
hundertfach auf uns zurückkommt
wußten sie schon
daß tun mehr ist als reden
wußten sie das alles schon
wußten sie auch schon
daß der weg vom wissen über das reden
zum tun
interplanetarisch weit ist

Wilhelm Willms

Selig die Humorvollen und Weisen

Selig die, die über sich selbst lachen können;
   sie werden immer genug Unterhaltung finden.

Selig die, die einen Berg von einem Maulwurfhügel unterscheiden können; sie werden sich viel Ärger ersparen.

Selig die, die fähig sind, sich auszuruhen und zu schlafen,
   ohne dafür Entschuldigungen zu suchen;
   sie werden weise werden.

Selig die, die schweigen und zuhören können;
   sie werden dabei viel Neues lernen.

Selig die, die intelligent genug sind,
   um sich selbst nicht zu ernst zu nehmen;
   sie werden von ihren Mitmenschen geschätzt werden.

Selig die, die aufmerksam sind für die Winke der anderen,
   ohne sich jedoch für unersetzlich zu halten;
   sie werden viel Freude sähen.

Selig die, die lächeln können und kein böses Gesicht machen;
   ihre Wege werden sonnenbeschienen sein.

Selig die, die fähig sind, das Verhalten der anderen
    mit Wohlwollen zu interpretieren;
      sie werden zwar für naiv gehalten werden,
      aber das ist der Preis der Liebe.

Selig die, die es verstehen, die kleinen Dinge ernst
    und die ernsten Dinge gelassen anzusehen;
      sie werden im Leben sehr weit kommen.

Selig die, die denken, bevor sie handeln,
    und beten, ehe sie denken;
      sie werden eine Menge Dummheiten vermeiden.

Selig die, die schweigen und lächeln können,
    auch wenn man ihnen das Wort abschneidet
    oder auf die Zehen tritt;
      sie sind dem Geist des Evangeliums sehr nahe.

Selig die, die den Herrn in allen Wesen erkennen und lieben;
    sie werden Licht und Güte und Freude ausstrahlen.

Nach einer Vorlage der Kleinen Schwestern, Paris

WER ZEIT HAT: HIER ANSTEHEN

WER KEINE ZEIT HAT: HIER ANSTEHEN

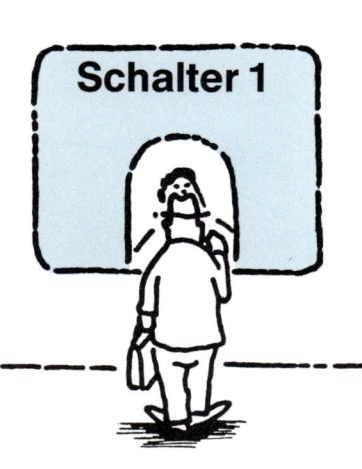

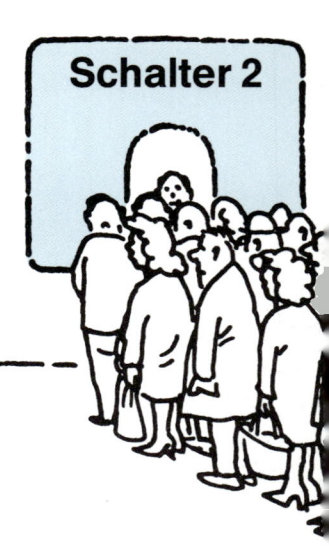

Schalter 1

Schalter 2

Zeit ist eine Einrichtung,
die verhindert,
daß alles auf einmal geschieht.
In der Zeitung gefunden

Achtet also sorgfältig darauf,
wie ihr euer Leben führt, nicht töricht,
sondern klug. Nutzt die Zeit.

Epheserbrief 5,15–16a

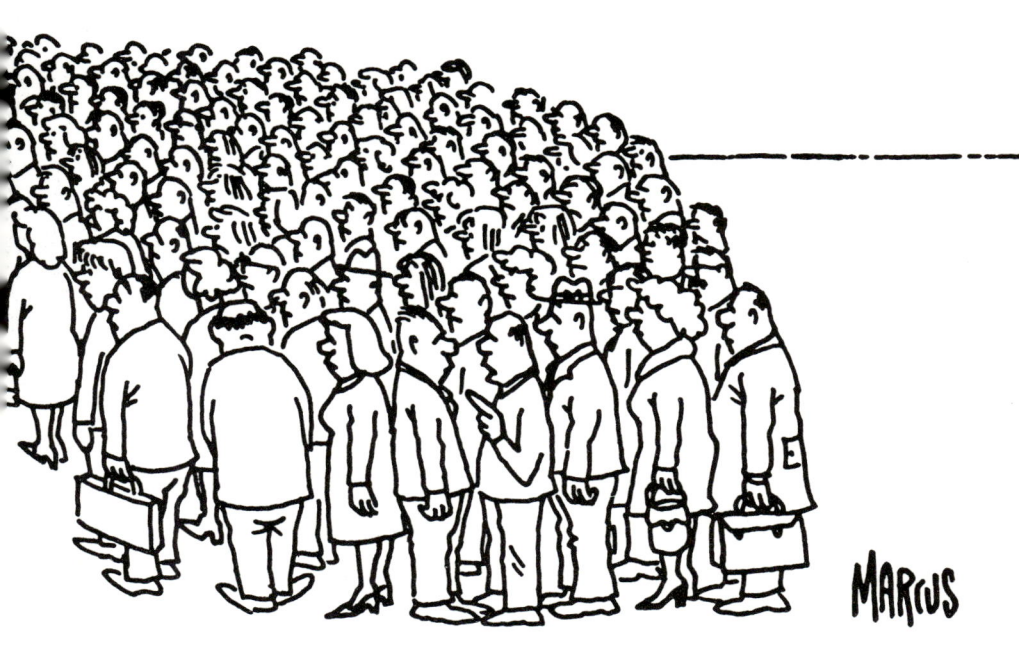

„Unersetzliche" schieben Urlaub auf

Arbeit als Droge

Betriebspsychologen behaupten, daß heute viele Menschen geradezu panische Angst davor haben, ihrem Arbeitsplatz für längere Zeit fernbleiben zu müssen.

Sie schieben ihren Urlaub immer wieder auf, verzichten – wenn möglich – auf größere Dienstreisen und lassen sich nur dann vom Arzt krank schreiben, wenn das unumgänglich ist. Ihrer Meinung nach geht es ohne sie einfach nicht.

Jeder kennt den typischen Leistungsmenschen, der mit seinem Beruf verheiratet zu sein scheint. Privatleben gibt es bei ihm nicht, immer hat er noch etwas „aufzuarbeiten". Psychologen sprechen von der „Arbeit als Droge". Abhängig von ihr sind vor allem Menschen mit gestörtem Selbstbewußtsein.

Ein typisches Symptom des „Arbeitskranken" ist die Einbildung, er allein sei in der Lage, alles zu schaffen. Allzuoft werden jedoch mit übersteigerter Betriebsamkeit nur einige Leistungsschwächen kaschiert. Die insgeheime Befürchtung, „ohne mich geht es vielleicht ganz gut oder sogar besser", wird dann zur psychischen Belastung. Daraus resultiert die Unfähigkeit, sich zu entspannen, Freude und Muße zu empfinden, aber auch eine unabänderliche Krankheit hinzunehmen.

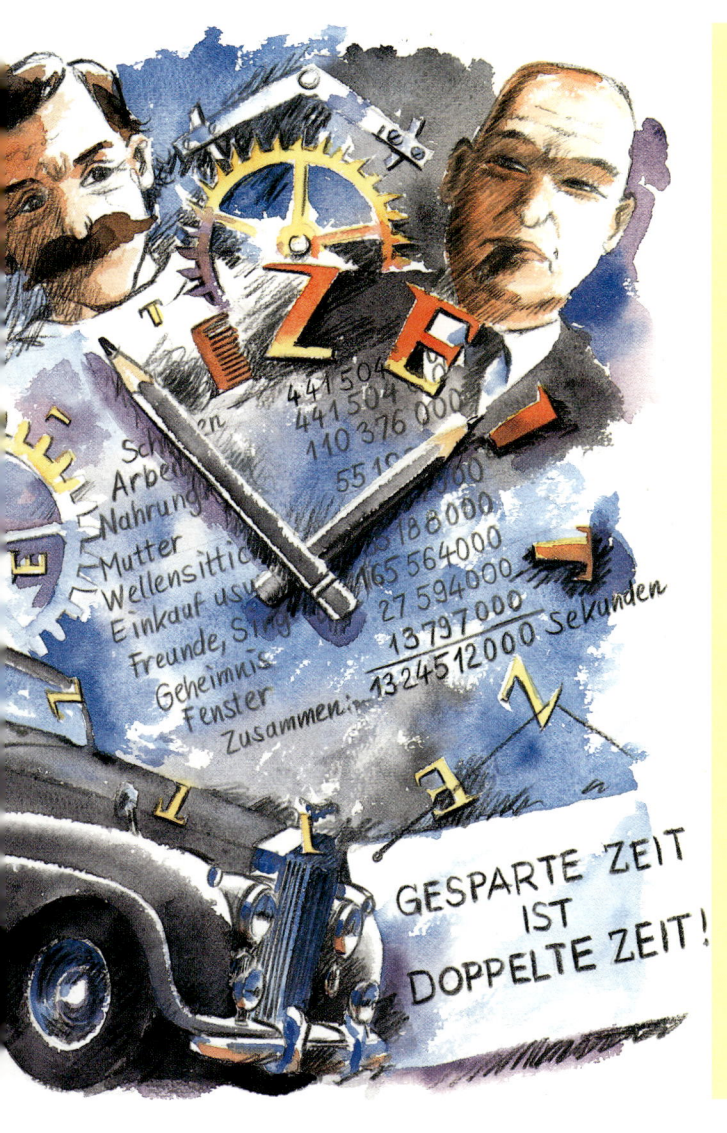

Denn so wie ihr Augen habt, um das Licht zu sehen, und Ohren, um Klänge zu hören, so habt ihr ein Herz, um damit die Zeit wahrzunehmen.

Und alle Zeit, die nicht mit dem Herzen wahrgenommen wird, ist so verloren, wie die Farben des Regenbogens für einen Blinden oder das Lied eines Vogels für einen Tauben.

Aber es gibt leider blinde und taube Herzen, die nichts wahrnehmen, obwohl sie schlagen.

Michael Ende

Atempause

> Niemand lebt davon,
> daß er das Leben verneint.
>
> *André Malraux*

*Das Leben lieben,
auf der Suche sein
nach Freude,
nach Glück –
den Augenblick schmecken,
die köstliche Zeit!
Das Leben hereinlassen,
es an die Hand nehmen:
Komm!
Kein Programm
für Lebenskünstler,
aber ein Lebensweg,
der immer neu
und immer wieder „geht",
den zu gehen
wir bereit sind.*

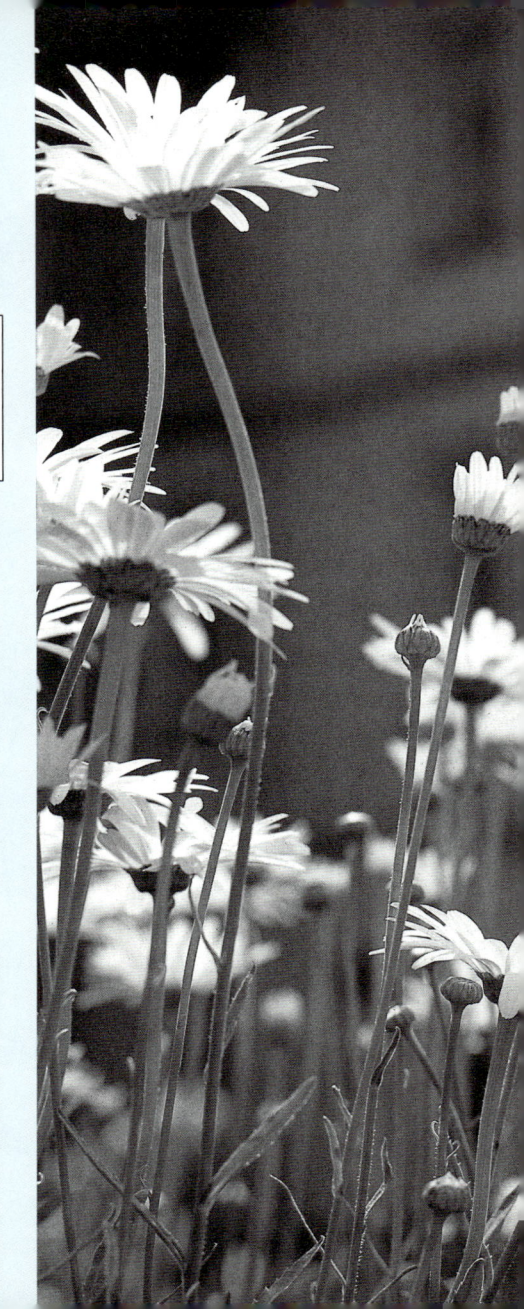

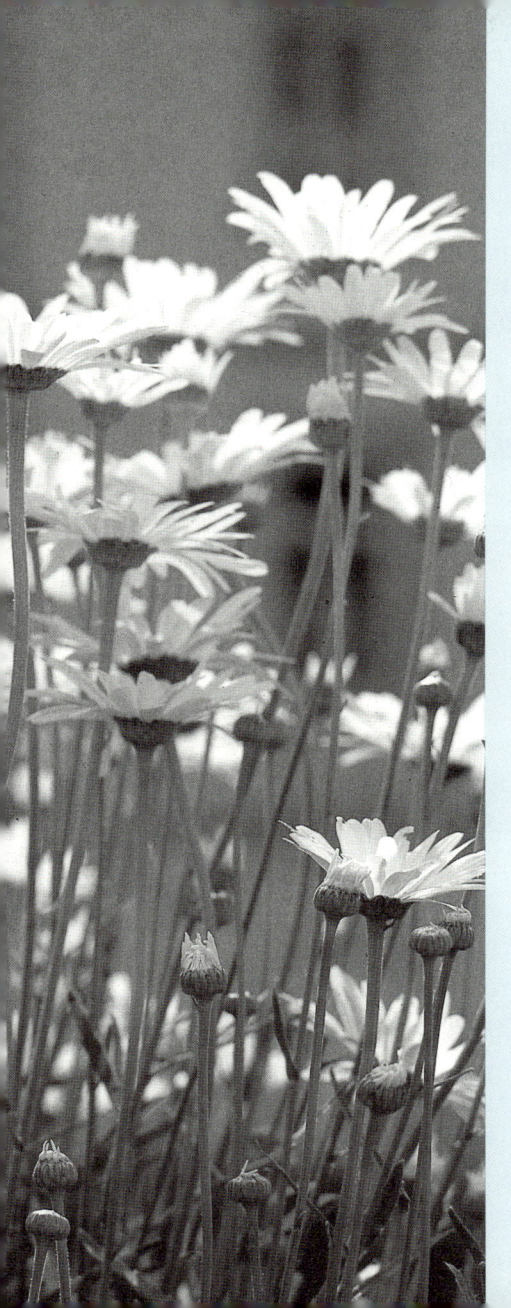

*Leicht gesagt, schwer gelebt.
Die Untiefen des Alltags,
die Strudel der Angst –
wer kennt sie nicht?
Und wie oft scheint
der rettende Strohhalm
unerreichbar?
Wir brauchen Lebens-Mittel:
eine Hoffnung, die trägt.*

> Die Botschaft:
>
> Ich bin der Weg
> und die Wahrheit
> und das Leben;
> niemand kommt zum Vater
> außer durch mich.
>
> *Johannesevangelium 14,6*

*Wer die Nachricht glaubt,
darauf vertraut,
wird lebenswert leben.*

Werner Schaube

Komm, sing ein Lied!

Komm, sing ein Lied!
Schweb auf einer Wolke davon,
laß dich wie ein Regentropfen fallen.
Komm, sing mit uns allen!

Von Tagen, die ganz dunkel sind, angst- und nebeltrüb;
von Menschen, die traurig sind;
denn keiner hat sie lieb.

Von Stunden, die im Flug vergehn, traum- und wunderschön;
von Kindern, die noch Sonne sehn
und diese Welt verstehn.

Von Augenblicken unscheinbar, erlebt, vielleicht geahnt;
vom Lächeln, das wie Leben war,
wie Worte, Herz und Hand.

Komm, sing ein Lied!
Schweb auf einer Wolke davon,
laß dich wie ein Regentropfen fallen.
Komm, sing mit uns allen!

Werner Schaube

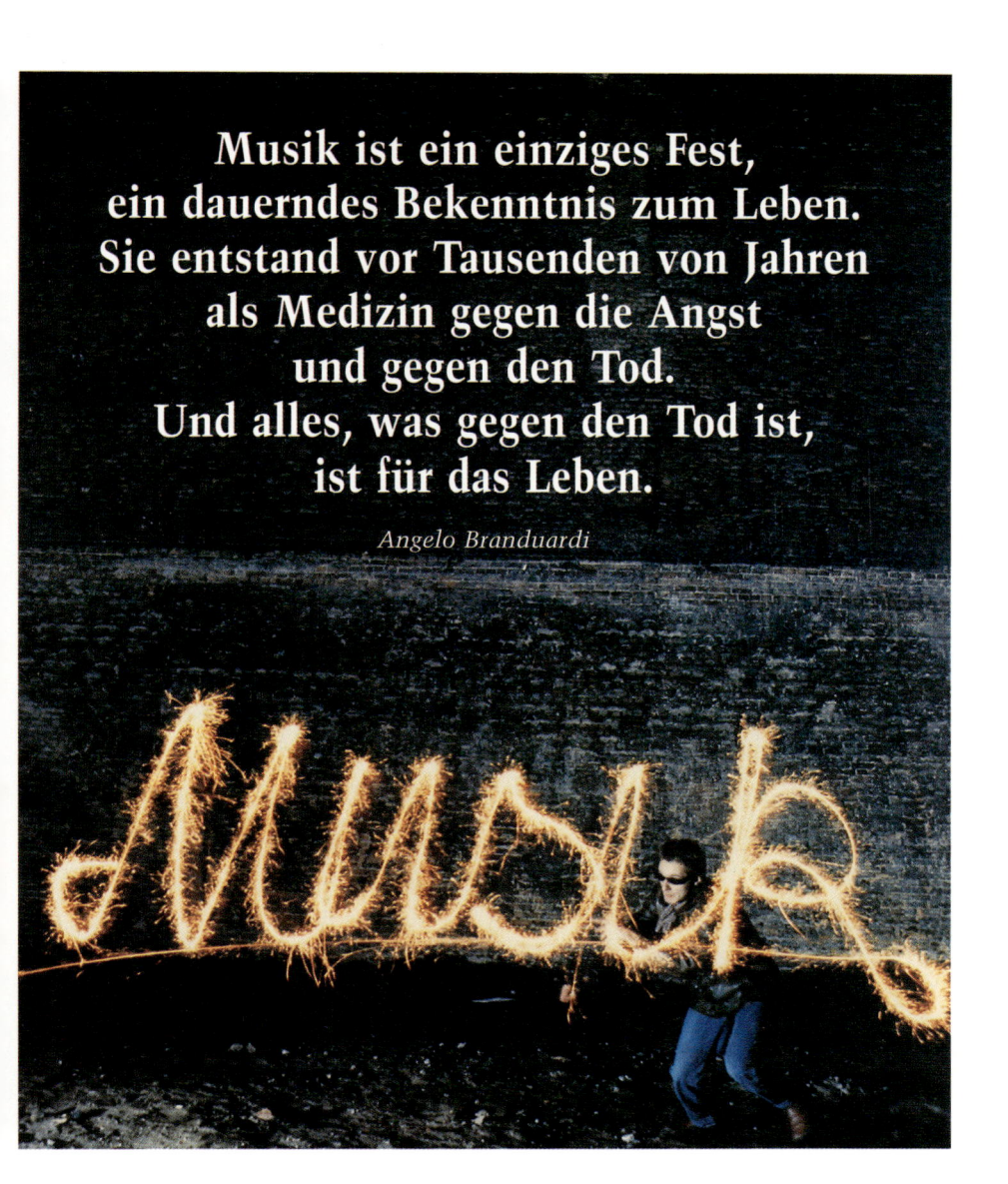

Musik ist ein einziges Fest,
ein dauerndes Bekenntnis zum Leben.
Sie entstand vor Tausenden von Jahren
als Medizin gegen die Angst
und gegen den Tod.
Und alles, was gegen den Tod ist,
ist für das Leben.

Angelo Branduardi

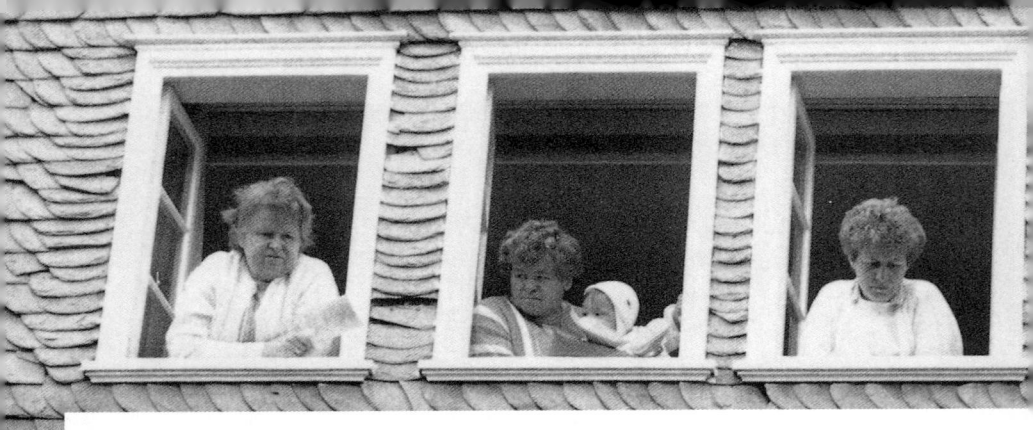

Der Wert des Glücks

Da streiten sich die Leut herum
Oft um den Wert des Glücks,
Der eine heißt den andern dumm,
Am End weiß keiner nix.
Da ist der allerärmste Mann
Dem andern viel zu reich.
Das Schicksal setzt den Hobel an
Und hobelt s' beide gleich.

Die Jugend will halt stets mit G'walt
In allen glücklich sein,
Doch wird man nur ein bissel alt,
Da find man sich schon drein.
Oft zankt mein Weib mit mir, o Graus!
Das bringt mich nicht in Wut.
Da klopf ich meinen Hobel aus
Und denk, du brummst mir gut!

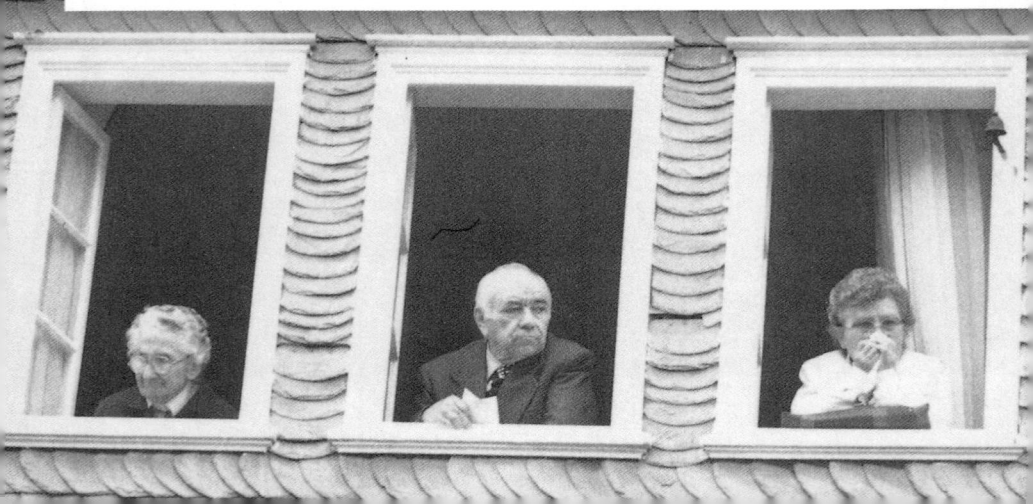

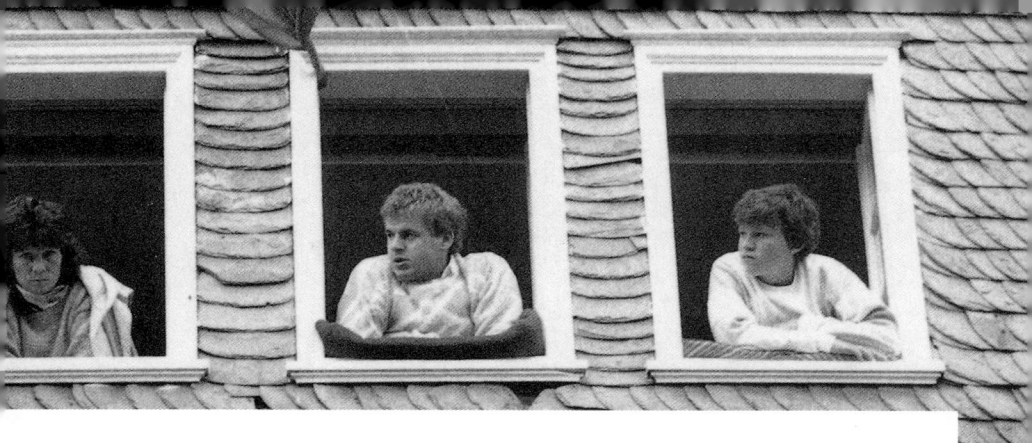

Zeigt sich der Tod einst mit Verlaub
Und zupft mich: Brüderl, kumm!
Da stell ich mich im Anfang taub
Und schau mich gar nicht um.
Doch sagt er: Lieber Valentin!
Mach keine Umständ! Geh!
Da leg ich meinen Hobel hin
Und sag der Welt Adje.

Ein Tischler, wenn sein War gefällt,
Hat manche frohe Stund,
Das Glück ist doch nicht in der Welt
Mit Reichtum bloß im Bund.
Seh ich so viel zufried'nen Sinn,
Da flieht mich alles Weh.
Da leg ich nicht den Hobel hin,
Sag nicht der Kunst Adje!

Ferdinand Reimund, 1790–1836

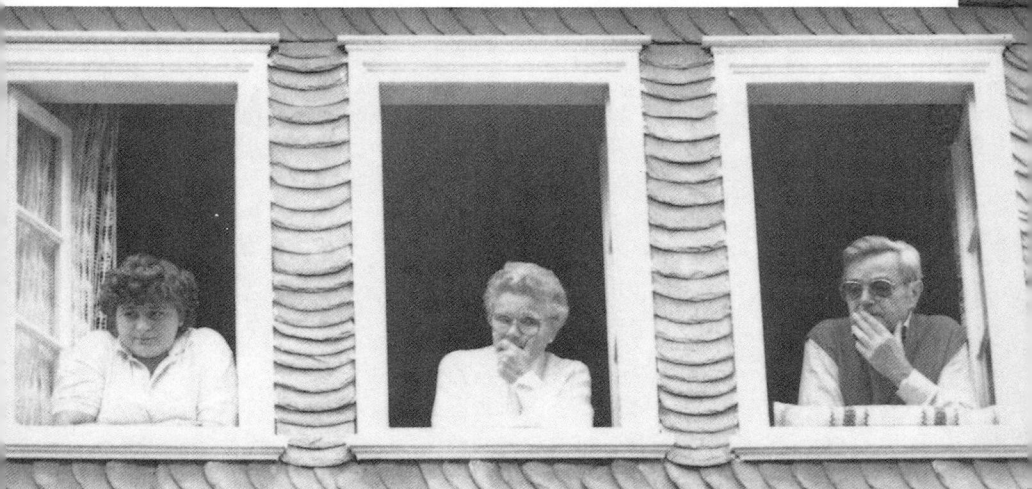

Lebensqualität

*Man kann nicht mehr leben von Eisschränken,
von Politik, von Bilanzen und Kreuzworträtseln.
Man kann nicht mehr.
Man kann nicht mehr leben ohne Poesie,
ohne Farben, ohne Liebe.*

Antoine de Saint-Exupéry

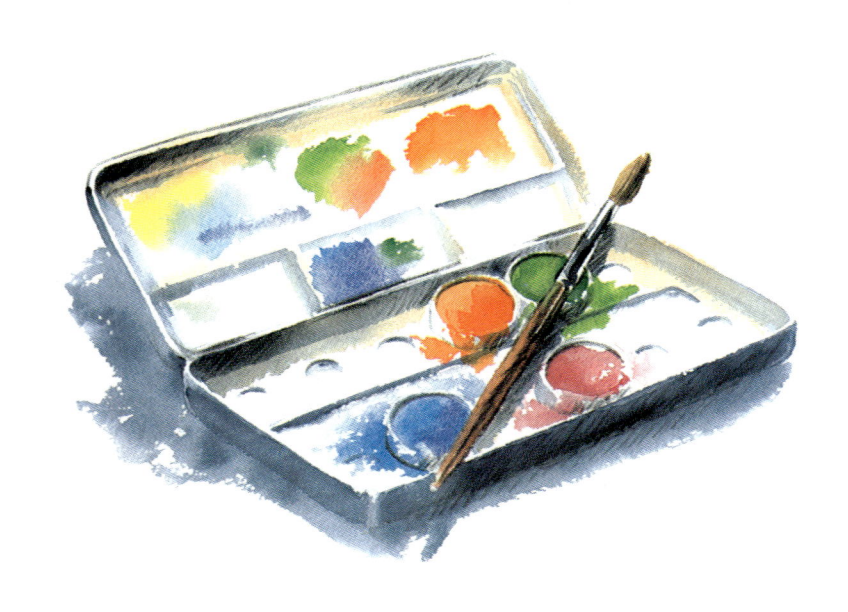

Rede des großen Häuptlings Seattle

Wie kann man den Himmel kaufen oder verkaufen – oder die Wärme der Erde? Diese Vorstellung ist uns fremd. Wenn wir die Frische der Luft und das Glitzern des Wassers nicht besitzen – wie könnt ihr sie von uns kaufen?... Jeder Teil dieser Erde ist meinem Volk heilig, jede glitzernde Tannennadel, jeder sandige Strand, jeder Nebel in den dunklen Wäldern, jede Lichtung, jedes summende Insekt ist heilig... Wir sind ein Teil der Erde, und sie ist ein Teil von uns. Die duftenden Blumen sind unsere Schwestern, die Rehe, das Pferd, der große Adler – sind unsere Brüder... Lehrt eure Kinder, was wir unsere Kinder lehren: Die Erde ist unsere Mutter. Was die Erde befällt, befällt auch die Söhne der Erde. Wenn Menschen auf die Erde spucken, bespeien sie sich selbst. Denn wir wissen, die Erde gehört nicht den Menschen, der Mensch gehört zur Erde – das wissen wir. Alles ist miteinander verbunden, wie das Blut, das eine Familie vereint. Alles ist verbunden. Was die Erde befällt, befällt auch die Söhne der Erde. Der Mensch schuf nicht das Gewebe des Lebens, er ist darin nur eine Faser. Was immer ihr dem Gewebe antut, das tut ihr euch selber an.

Die Rede wurde im Jahre 1855 vor dem Präsidenten der Vereinigten Staaten von Amerika gehalten.

Einfache Sätze

während ich stehe fällt der schatten hin
Morgensonne entwirft die erste Zeichnung
Blühn ist ein tödliches Geschäft
ich habe mich einverstanden erklärt
ich lebe

Helmut Heißenbüttel

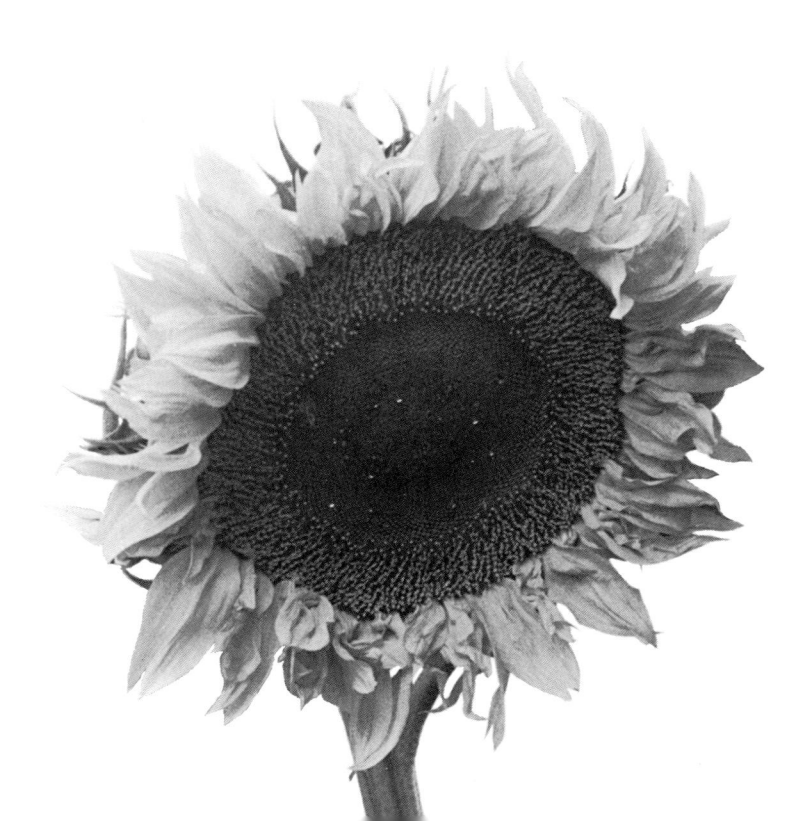

**Solange es das noch gibt,
diesen wolkenlosen blauen Himmel,
darf ich nicht traurig sein.**

Anne Frank, 1929–1945

Ijob verzweifelt

Zum Ekel ist mein Leben mir geworden, ich lasse meiner Klage freien Lauf, reden will ich in meiner Seele Bitternis.
Ich sage zu Gott: Sprich mich nicht schuldig, laß mich wissen, warum du mich befehdest.
Hast du die Augen eines Sterblichen, siehst du, wie Menschen sehen?
Deine Hände haben mich gebildet, mich gemacht; dann hast du dich umgedreht und mich vernichtet.
Denk daran, daß du wie Ton mich geschaffen hast. Zum Staub willst du zurückkehren mich lassen.

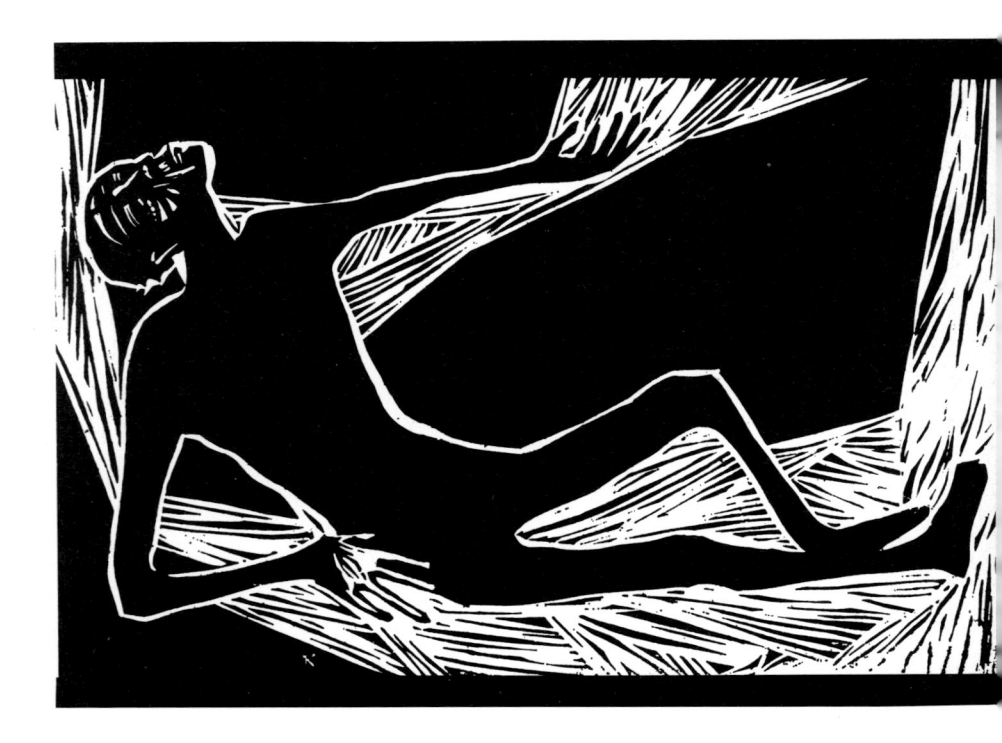

Hast du mich nicht ausgegossen wie Milch, wie Käse mich gerinnen lassen?
Mit Haut und Fleisch hast du mich umkleidet, mit Knochen und Sehnen mich durchflochten.
Leben und Huld hast du mir verliehen, deine Obhut schützte meinen Geist.
Warum ließest du mich aus dem Mutterschoß kommen, warum verschied ich nicht, ehe mich ein Auge sah?
Wie nie gewesen wäre ich dann, vom Mutterleib zum Grab getragen.
Sind wenig nicht die Tage meines Lebens? Laß ab von mir, damit ich ein wenig heiter blicken kann,
bevor ich fortgehe ohne Wiederkehr ins Land des Dunkels und des Todesschattens,
ins Land, so finster wie die Nacht, wo Todesschatten herrscht und keine Ordnung,
und wenn es leuchtet, ist es wie die tiefe Nacht. *Ijob 10,1–22*

Rücksprache mit Ijob

**Mein Freund Ijob,
ich kann dich jetzt verstehen.
Du hast die Welt
nicht mehr verstanden,
deine Freunde nicht
und Gott nicht mehr.**

**Du hast allerhand mitmachen müssen!
Mensch Ijob,
dich kann man nur bewundern.
Natürlich,
du warst auch fix und fertig,
aber dir blieb bei allem Leid
immer noch ein Funken Hoffnung,
und du hast an Gott festgehalten.**

**Mein Freund Ijob,
ich glaube,
du kannst mir helfen.** *Werner Schaube*

Robinson Crusoe

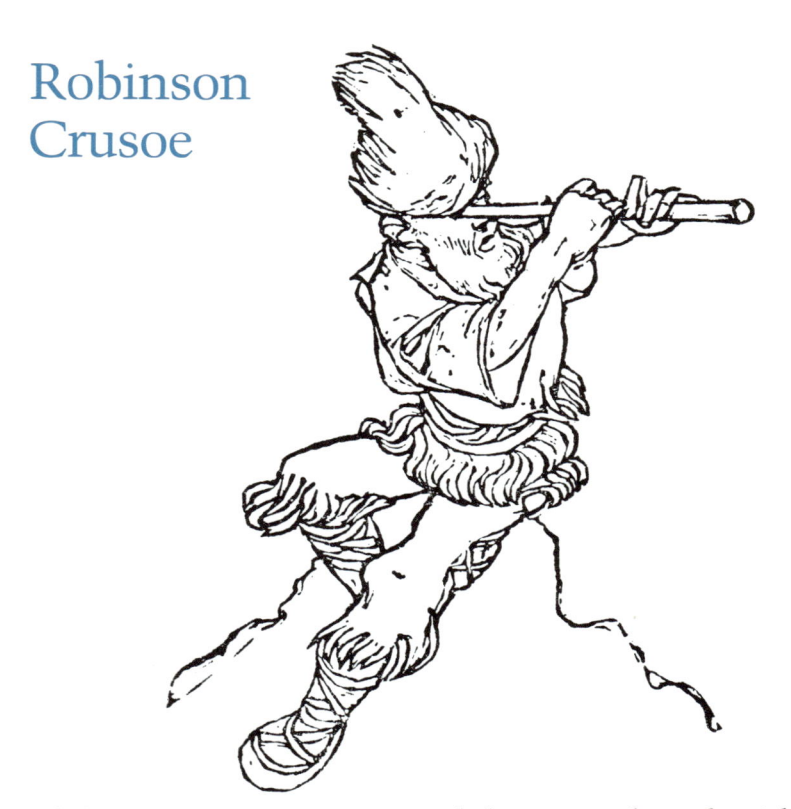

Ich begann nun, meine Lage und den Zustand, in den ich geraten war, ernsthaft zu überlegen, und machte eine schriftliche Übersicht über die Sachlage, weniger, um sie irgendwelchen Nachkommen zu überlassen, denn es sah nicht so aus, als ob ich viele Erben haben würde, sondern vielmehr, um meine Gedanken, die sich täglich damit abquälten und mein Gemüt belasteten, zu befreien. Und da meine Vernunft langsam Herr über meinen Kleinmut wurde, tröstete ich mich selber, so gut ich konnte, und setzte das Gute dem Übel gegenüber, damit ich meinen gegenwärtigen Zustand von einem noch schlimmeren unterscheiden könnte; ich setzte also ganz unparteiisch, wie Soll und Haben, die Annehmlichkeiten meiner Lage den Leiden und Mühseligkeiten entgegen, und zwar wie folgt:

Übel: Ich bin auf eine einsame Insel verschlagen, ohne Hoffnung, je wieder fortzukommen.
Gut: Aber ich bin doch am Leben, und nicht ertrunken wie alle meine Kameraden.
Übel: Ich bin ausgesondert, unter allen Menschen zu lauter Unglück ausgewählt.
Gut: Aber ich wurde auch unter der ganzen Schiffsbesatzung ausgesondert, um dem Tod zu entgehen und Er, der mich auf wunderbare Weise vom Tod errettet hat, kann mir auch aus diesem Zustand helfen.
Übel: Ich bin von allen Menschen getrennt, ein Einsiedler, verbannt aus aller menschlichen Gesellschaft.
Gut: Aber ich bin doch nicht Hungers gestorben und verdorben an einem unfruchtbaren Ort, der keine Nahrung bietet.
Übel: Ich habe keine Kleider, mich zu bedecken.
Gut: Aber ich bin in einem heißen Landstrich, wo ich kaum Kleider tragen könnte, auch wenn ich welche hätte.
Übel: Ich habe nichts, um mich gegen Überfälle von wilden Tieren oder Menschen zu beschützen.
Gut: Aber ich bin auf eine Insel verschlagen worden, wo ich keine wilden Tiere erblicke, die mir schaden könnten, wie ich solche an der Küste von Afrika gesehen. Und wie wär's mir ergangen, wenn ich dort Schiffbruch erlitten hätte?
Übel: Ich habe keine Menschenseele, zu der ich sprechen und bei der ich Trost finden könnte.
Gut: Aber Gott sandte das Schiff auf wunderbare Weise so nahe an die Küste, daß ich mir viele nötige Dinge daraus holen konnte, durch die ich versorgt bin oder mit deren Hilfe ich mich werde versorgen können, solange ich lebe.

Alles in allem war das ein unanzweifelbares Zeugnis dafür, daß es kaum einen Zustand auf der Welt gibt, und sei er noch so elend, der neben dem Üblen nicht auch etwas Gutes hat, dafür man dankbar sein kann; und laßt dies eine Mahnung sein aus der Erfahrung von einem, der in das größte Elend geraten, das es auf dieser Welt gibt: daß wir nämlich in jeder Lage noch etwas finden können, was uns Trost gibt und was wir bei der Aufzählung von Gut und Böse auf die Habenseite setzen dürfen.

Daniel Defoe, 1660–1731

Ein Mensch trägt die Last,
der er gewachsen ist.

Afrikanisches Sprichwort

Ein Mann hatte eines Nachts einen Traum. Er träumte, daß er mit Gott am Strand entlangspazieren ging. Am Himmel zogen Szenen aus seinem Leben vorbei, und für jede Szene waren Spuren im Sand zu sehen. Als er auf die Spuren im Sand zurückblickte, sah er, daß manchmal nur eine da war. Er bemerkte weiter, daß dies zu Zeiten größter Not und Traurigkeit in seinem Leben so war. Deshalb fragte er den Herrn: „Herr, ich habe bemerkt, daß in den traurigsten Zeiten meines Lebens nur eine Fußspur zu sehen ist. Du hast aber versprochen, stets bei mir zu sein. Ich verstehe nicht, warum du mich da, wo ich dich am nötigsten brauchte, allein gelassen hast!"

Da antwortete der Herr: „Mein lieber Sohn, ich liebe dich und würde dich niemals verlassen. In den Tagen, wo du am meisten gelitten hast und mich am nötigsten brauchtest, da, wo du nur eine Fußspur siehst, das war an den Tagen, wo ich dich getragen habe!"

Alte Legende

Die Einladung Jesu:

Kommt alle zu mir,
die ihr euch plagt
und schwere Lasten zu tragen habt.

Matthäusevangelium 11,28

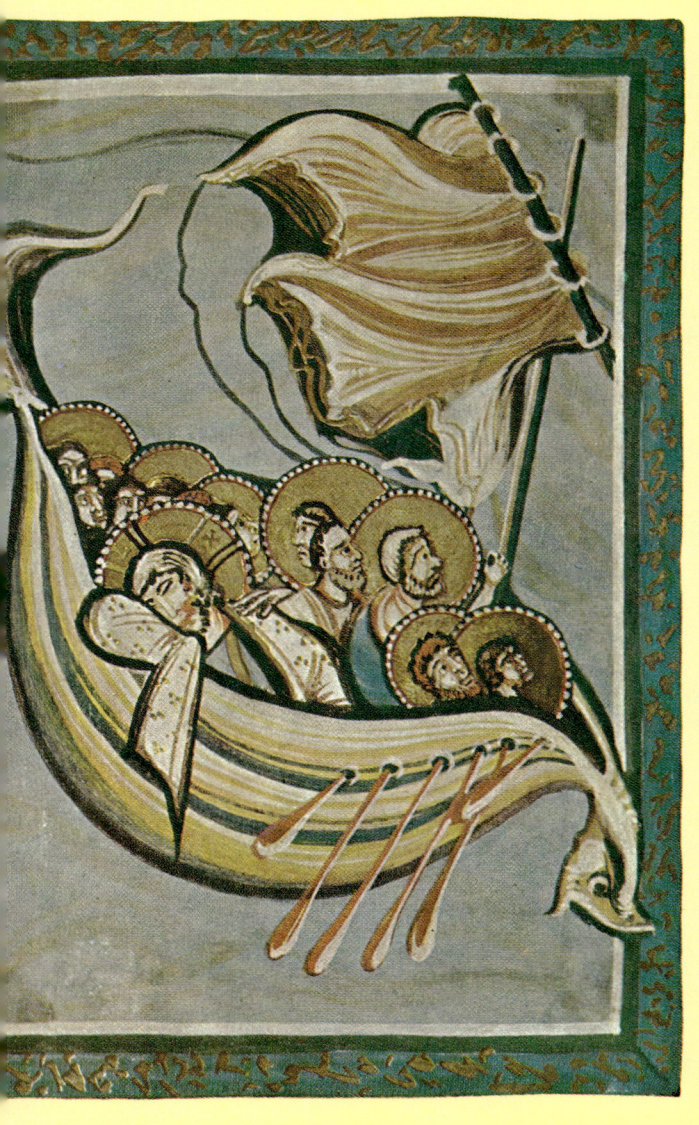

Eines Tages stieg Jesus mit seinen Jüngern in ein Boot und sagte zu ihnen: Wir wollen an das andere Ufer des Sees fahren. Und sie fuhren ab. Während der Fahrt aber schlief er ein. Plötzlich brach über dem See ein Sturm los, das Wasser schlug in das Boot, und sie gerieten in große Gefahr. Da traten sie zu ihm, weckten ihn und schrien: Meister, Meister, wir gehen unter! Er stand auf, drohte dem Wind und den Wellen, und sie legten sich, und es ward Stille. Dann sagte er zu den Jüngern: Wo ist euer Glaube? Sie aber fragten einander voll Schrecken und Staunen: Was ist das für ein Mensch, daß ihm sogar Wind und Wasser gehorchen?

Nach dem Lukasevangelium 8,22–25

Er heilt alle deine Gebrechen

Lobe den Herrn, meine Seele, und alles in mir seinen heiligen Namen!
Lobe den Herrn, meine Seele, und vergiß nicht, was er dir Gutes getan hat:
der dir all deine Schuld vergibt und all deine Gebrechen heilt,
der dein Leben vor dem Untergang rettet und dich mit Huld und Erbarmen krönt,
der dich dein Leben lang mit seinen Gaben sättigt; wie dem Adler wird dir die Jugend erneuert.
Der Herr vollbringt Taten des Heiles, Recht verschafft er allen Bedrängten.
Er hat Mose seine Wege kundgetan, den Kindern Israels seine Werke.
Der Herr ist barmherzig und gnädig, langmütig und reich an Güte. Er wird nicht immer zürnen, nicht ewig im Groll verharren.
Er handelt an uns nicht nach unsern Sünden und vergilt uns nicht nach unsrer Schuld.
Denn so hoch der Himmel über der Erde ist, so hoch ist seine Huld über denen, die ihn fürchten.
So weit der Aufgang entfernt ist vom Untergang, so weit entfernt er die Schuld von uns.
Wie ein Vater sich seiner Kinder erbarmt, so erbarmt sich der Herr über alle, die ihn fürchten.
Denn er weiß, was wir für Gebilde sind; er denkt daran: Wir sind nur Staub.
Des Menschen Tage sind wie Gras, er blüht wie die Blume des Feldes.
Fährt der Wind darüber, ist sie dahin; der Ort, wo sie stand, weiß von ihr nichts mehr.
Doch die Huld des Herrn währt immer und ewig für alle, die ihn fürchten und ehren;
sein Heil erfahren noch Kinder und Enkel; alle, die seinen Bund bewahren, an seine Gebote denken und danach handeln.

Psalm 103,1–18

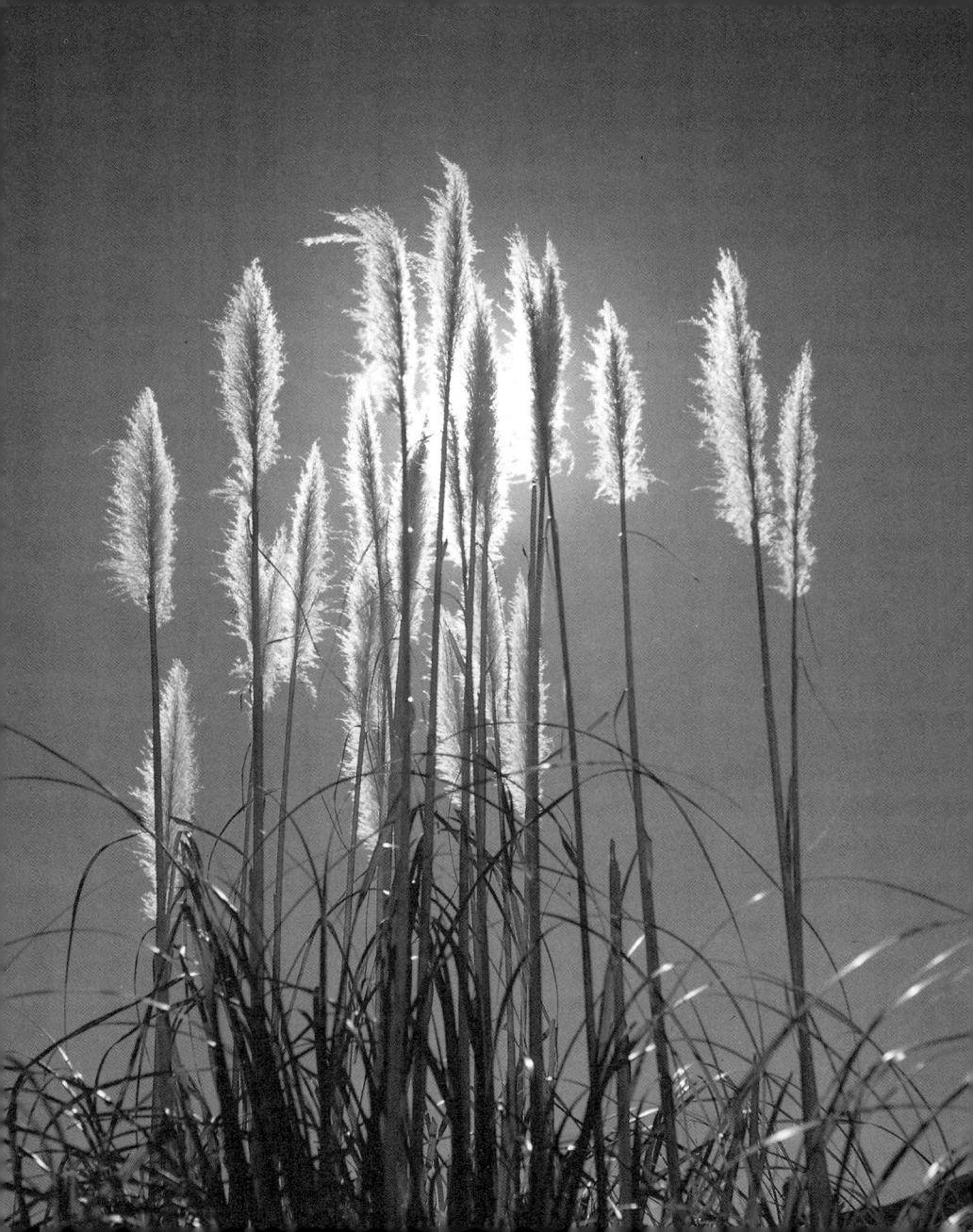

Lebensweisheit

Ich bleibe derselbe,
so alt ihr auch werdet.
Bis ihr grau werdet,
will ich euch tragen.

Ich habe es getan,
und ich werde euch weiterhin tragen,
ich werde euch
schleppen
und retten.
Mit wem wollt ihr mich vergleichen?
... sagt Gott.

Jesaja 46,4.5a

Vater im Himmel,
ich bitte weder um Gesundheit noch um Krankheit,
weder um Leben noch um Tod,
sondern darum,
daß du über meine Gesundheit und meine Krankheit,
über mein Leben und meinen Tod verfügst
zu deiner Ehre und zu meinem Heil.
Du allein weißt, was mir dienlich ist.

Du allein bist der Herr,
tue, was du willst.

Gib mir, nimm mir, aber mache meinen Willen dem deinen gleich.

Blaise Pascal, 1623–1662

Ein Hoffnungsbild

Woran klammern wir uns eigentlich, wenn uns angst und bange wird? Was bleibt, wenn wir den Mut verlieren? Was tun, wenn sich Resignation und Verzweiflung breitmachen wollen? Manchmal wissen wir nicht mehr ein noch aus, manchmal fühlen wir uns verlassen von Gott und der Welt, rettungslos verloren, manchmal stehen wir vor dem Nichts. Woran klammern wir uns dann eigentlich?

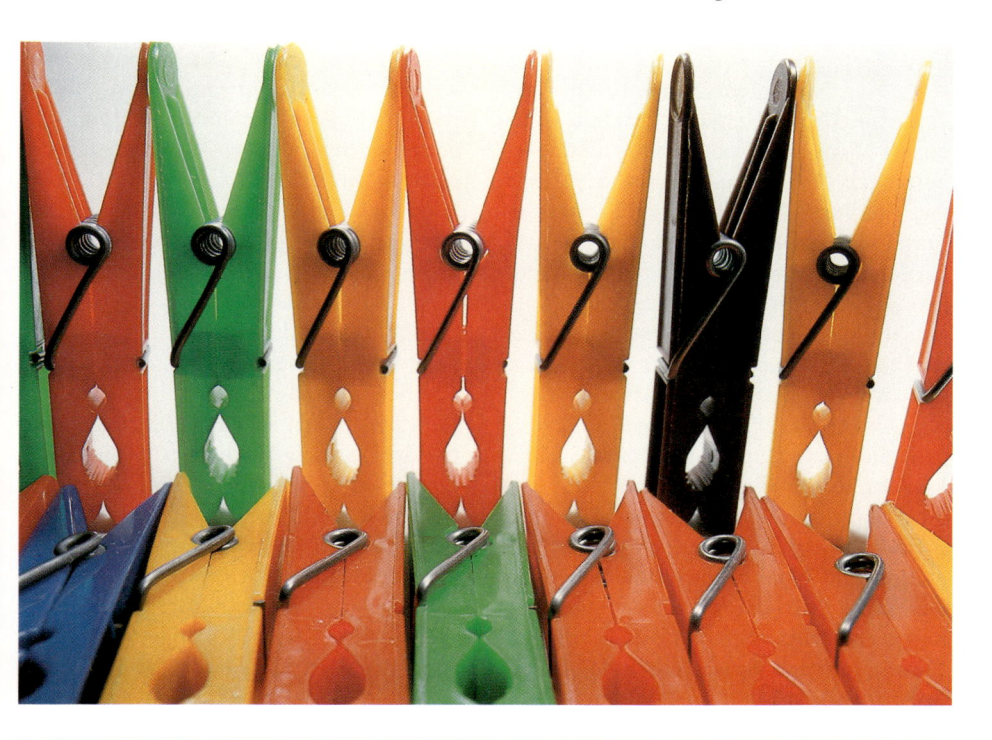

Wo wir das **Ende** sehen, bist du der **Anfang**.

Nur schlucken?

Die chemische Industrie bereitet nach Pressemeldungen ein Knüller-Produkt vor: „happy pills". Diese „glücklichen Tabletten" sind so etwas wie der käufliche Seelenfriede aus der Apotheke. Ob rezeptfrei oder nicht, vermutlich werden die Leute Schlange stehen und gleich Familien- oder Kurpackungen verlangen. Ein Menschheitstraum hat das Stadium der Tierversuche bereits hinter sich gelassen: Glück, das dreimal täglich geschluckt wird. Bei allen Fragezeichen, die mit der Herstellung einer solchen Droge zu setzen sind, einen Bedarf dafür gibt es. Offenbar fühlen sich viele Menschen als Fehlkonstruktionen. Angesichts der Zustände auf unserem Erdball, angesichts des tagtäglichen hausbackenen Versagens und nicht zuletzt aufgrund eines ständigen Unruhegefühls möchte der Mensch zu Mitteln greifen, die bisher kein Arzt verschreiben kann. Mit „happy pills" bricht ein neues Zeitalter an: Ärger und Probleme, Traurigkeit und Schicksalsschläge werden im wahrsten Sinne des Wortes hinuntergeschluckt. Das ist einfach, so einfach wie unmenschlich. Getreu der Frankenstein-Methoden des Horrorfilms wird zukünftig Glück gemacht.

Wehe dem, der nicht glücklich ist, und dreimal wehe jenen, die mit dem Gedanken spielen, auf ehrliche Art glücklich zu sein. Letztere sind arm dran, nicht nur, weil sie sich mit den Problemen des Alltags auseinandersetzen und ihr Leben möglicherweise ändern wollen, sondern vielmehr, weil sie diese Mode nicht mitmachen.

Sollten Glückspillen je auf den Markt kommen, wird das Leben weitaus schwieriger als bisher. Einerseits besteht die Gefahr, daß es unmöglich gemacht wird, auch mal unglücklich zu sein, und andererseits verlieren wir die Chance, „richtig" glücklich zu sein, ein Glück zu haben, das uns nicht als Ergebnis der Tabletteneinnahme in den Kopf gestiegen ist.

Vielleicht sind wir in einigen Jahren froh und glücklich über Schluckbeschwerden aller Art!

Werner Schaube

Des Menschen Pille ist sein Himmelreich.

Heinz Erhardt

Rezept-Vorschlag für ein ganzes Jahr

Man nehme 12 Monate, putze sie ganz sauber von Bitterkeit, Geiz, Pedanterie und Angst und zerlege jeden Monat in 30 oder 31 Teile, so daß der Vorrat genau für 1 Jahr reicht. Es wird jeder Tag einzeln angerichtet aus 1 Teil Arbeit und 2 Teilen Frohsinn und Humor. Man füge 3 gehäufte Eßlöffel Optimismus hinzu, 1 Teelöffel Toleranz, 1 Körnchen Ironie und 1 Prise Takt. Dann wird die Masse sehr reichlich mit Liebe übergossen! Das fertige Gericht schmücke man mit Sträußchen kleiner Aufmerksamkeiten und serviere es täglich mit Heiterkeit und mit einer guten erquickenden Tasse Tee...

Katharina Elisabeth Goethe, 1731–1808

Englands Ärzte vermissen Klinik-Schreck

Britische Ärzte rätseln über das Schicksal des „Krankenhaus-Schrecks" McIlroy, des wahrscheinlich robustesten aller eingebildeten Kranken der Medizingeschichte. Zwei Ärzte, C. A. Pallis und A. N. Banji, berichteten kürzlich im „British Medical Journal" über die Patientenkarriere dieses Mannes, der seit der Errichtung des National Health Service, also 1949, die Krankenhäuser des Inselreichs unsicher machte. Aufgrund kriminalistischer Nachforschungen kommen die Autoren zu dem Ergebnis, daß McIlroy, vermutlich ein Ire vom Jahrgang 1915, insgesamt rund zehn Jahre bei mindestens 207 Gelegenheiten in 68 Kliniken verbracht hat, obgleich er nur einmal wegen eines Beinbruchs wirklich ärztlicher Hilfe bedurfte.

Die im Laufe seiner „Karriere" erworbenen medizinischen Kenntnisse erlaubten es McIlroy, den Ärzten vielerlei Krankheiten so glaubwürdig vorzuspielen, daß er 48mal einer Rückenmarkspunktion, vier Darmöffnungen, etlichen Schädelöffnungen sowie einigen tausend Blut- und Röntgenuntersuchungen unterzogen wurde. Insgesamt dürfte er den Gesundheitsdienst umgerechnet rund vier Millionen Mark gekostet haben. „Daß er das alles überlebt hat", meinen die Autoren, „zeugt von der Widerstandsfähigkeit des Menschen und von der relativ großen Ungefährlichkeit unserer Krankenhäuser."

Nach einer Hüftgelenksoperation haben Pallis und Banji übrigens McIlroys Spur verloren. *Aus einer Tageszeitung*

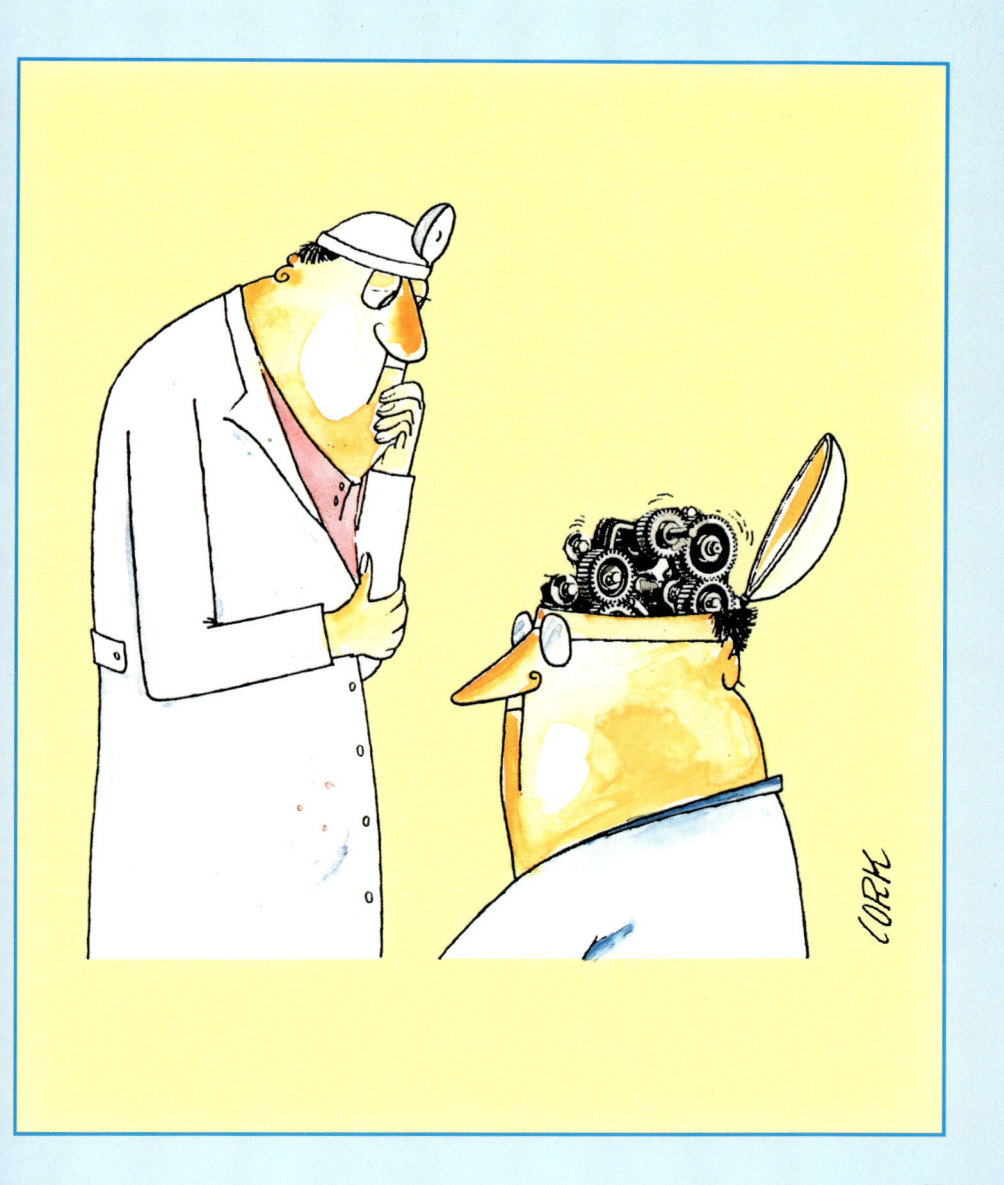

Besuchszeiten:
9 bis 11 Uhr · 15 bis 17 Uhr

Wer einen Kranken besucht,
erleichtert ihn um den sechzigsten Teil
seiner Krankheit.

Aus Israel

Ich glaube, daß die Krankheiten Schlüssel sind,
die uns gewisse Tore öffnen können.

Andre Gide, 1869–1951

Um einen Kranken zu verstehen,
muß ein Gesunder beinahe genial sein,
genau wie ein Kranker fast der Heiligkeit bedarf,
um mit den Gesunden immer nachsichtig zu sein...

Charles du Bos

Gesundheit kommt vom Herzen,
Krankheit geht zum Herzen.

Aus der Tschechoslowakei

Für den, der eine Krankheit verbirgt,
gibt es kein Medikament.

Aus Abessinien

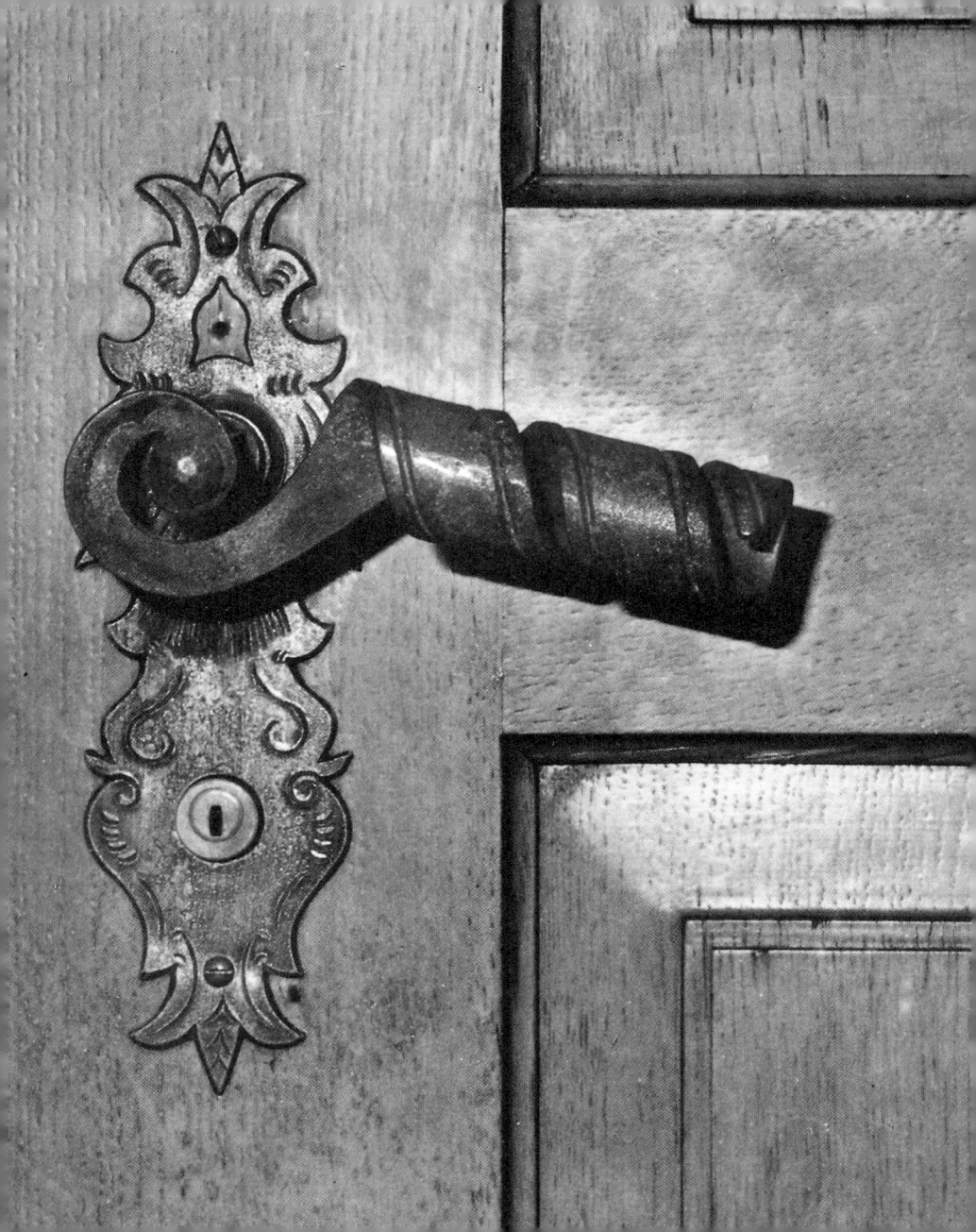

Gebet

Willst du meine Hände, Gott,
den ganzen Tag über denen zu helfen,
die es nötig haben, den Kranken und Armen...
Gott, ich gebe dir meine Hände.

Willst du meine Füße, den ganzen Tag,
jeden Tag, zu denen zu gehen,
die einen Freund nötig haben...
Gott, ich gebe dir heute meine Füße.

Willst du meine Stimme, Gott,
den ganzen Tag über zu allen zu sprechen,
die deine Worte der Liebe brauchen...
Gott, ich gebe dir heute meine Stimme.

Willst du mein Herz, Gott,
den ganzen Tag lang,
um alle ohne Ausnahme zu lieben...
Gott, ich gebe dir heute mein Herz.

Herr Jesus,
ich will dich preisen,
solange ich hier unterwegs bin.
Erde und Meer und Himmel
mögen in mein Lied einstimmen.
Herr Jesus, ich will dich preisen,
solange ich unterwegs bin.

Mutter Teresa

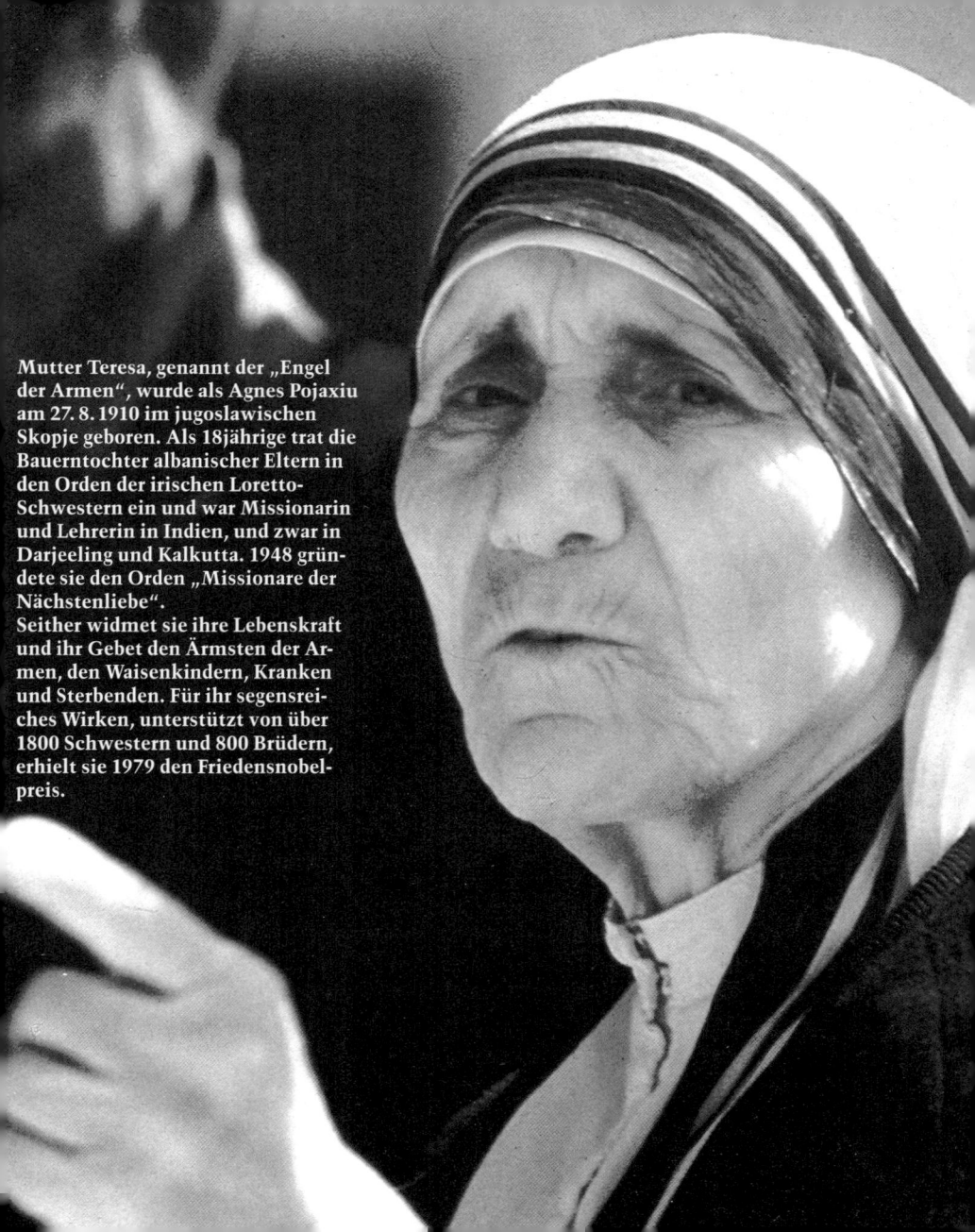

Mutter Teresa, genannt der „Engel der Armen", wurde als Agnes Pojaxiu am 27. 8. 1910 im jugoslawischen Skopje geboren. Als 18jährige trat die Bauerntochter albanischer Eltern in den Orden der irischen Loretto-Schwestern ein und war Missionarin und Lehrerin in Indien, und zwar in Darjeeling und Kalkutta. 1948 gründete sie den Orden „Missionare der Nächstenliebe".
Seither widmet sie ihre Lebenskraft und ihr Gebet den Ärmsten der Armen, den Waisenkindern, Kranken und Sterbenden. Für ihr segensreiches Wirken, unterstützt von über 1800 Schwestern und 800 Brüdern, erhielt sie 1979 den Friedensnobelpreis.

Genesung

Ich lasse den ewig Gesunden gern ihren Ruhm. Aber ich denke mir dabei im stillen, sie lassen sich manches entgehen. Um nur eines zu nennen: das wunderbare Erlebnis der Genesung. Ich wenigstens möchte es nicht missen. (...)

Ich darf bereits ein Stündchen aufstehen. Die schöne Zeit der horizontalen Weltanschauung ist vorüber.

Ich wandle wieder aufrecht unter meinen Mitmenschen, vorerst freilich noch im lockeren Bademantel und in bequemen roten Hausschuhen, mehr wie ein Türke anzusehen. Ich befinde mich noch im Zwischenstadium der Metamorphose, allmählich aber nehme ich festere Formen an. Noch frühstücke ich im Bett, aber tagsüber trage ich Zivil.

Mein Anzug ist mir zu weit geworden, und sieh da, in meinem schwarzen Kamm hat sich ein weißes Haar gefangen. „Segen der Eltern" nennen die Inder diese erste zarte Mahnung und Zierde des Alterns. Ich hatte bisher noch nicht daran gedacht. Nun ist es also soweit. Mein Übermut wird deutlich in seine Schranken verwiesen. Wo habe ich nur auf einmal meine Gedanken! Sie sind schon unterwegs, während ich langsam auf dem Gang hin und her spaziere. Ich habe das Treppensteigen mit Erfolg geübt und gehe in den Garten. Draußen ist inzwischen Frühling geworden. Ich fange bereits an, die Kranken mit den Augen des Gesunden zu sehen. Ich gehöre schon nicht mehr dazu. Ich bin nicht mehr so recht bei der Sache. Es ist ein Gefühl, dem verwandt, das der Gymnasiast hat zwischen bestandenem Abitur und der Schlußfeier, die Zeit, wo der Arzt bei der Visite die Klinke in der Hand behält, einem nur noch freundlich zunickt und „Na!" sagt.

Jetzt erst fällt mir auf, daß man die Abteilung, auf der ich lag, in der Krankenhaussprache Station nennt und daß man von erster, zweiter und dritter Klasse spricht wie bei der

Eisenbahn. Ich habe eine Reise hinter mir.
Ich nehme Abschied von meiner Krankheit. Ich nenne sie mein, obwohl ich eigentlich ihr gehörte. Ich hatte viel unter ihren Launen zu leiden, aber im ganzen sind wir gut miteinander ausgekommen. Nun haben die Feindseligkeiten zwischen uns aufgehört. Wir scheiden in Frieden und wollen einander nichts nachtragen. Wir lassen es besser unerörtert, wer von uns beiden angefangen hat. Ich getraue mich nicht zu behaupten, daß ich völlig unschuldig dabei gewesen bin. Vielleicht sind unsere Krankheiten nur die Inkarnation liebloser Gedanken. (...)
Ich freue mich auf zu Hause, ich freue mich auf mein Bett. Wie nach einer langen Reise werde ich durch die vertrauten Zimmer gehen und durch den kleinen Garten. Jede kleinste Veränderung wird mir auffallen.
Meine Stimme ist noch etwas klein, meine Beine wackelig. Auch bin ich noch etwas menschenscheu. Ich muß mich erst an die Gesundheit gewöhnen. Aber, ich bin nicht mehr Patient. Ich bin geheilt entlassen.

Ernst Penzoldt, 1892–1955

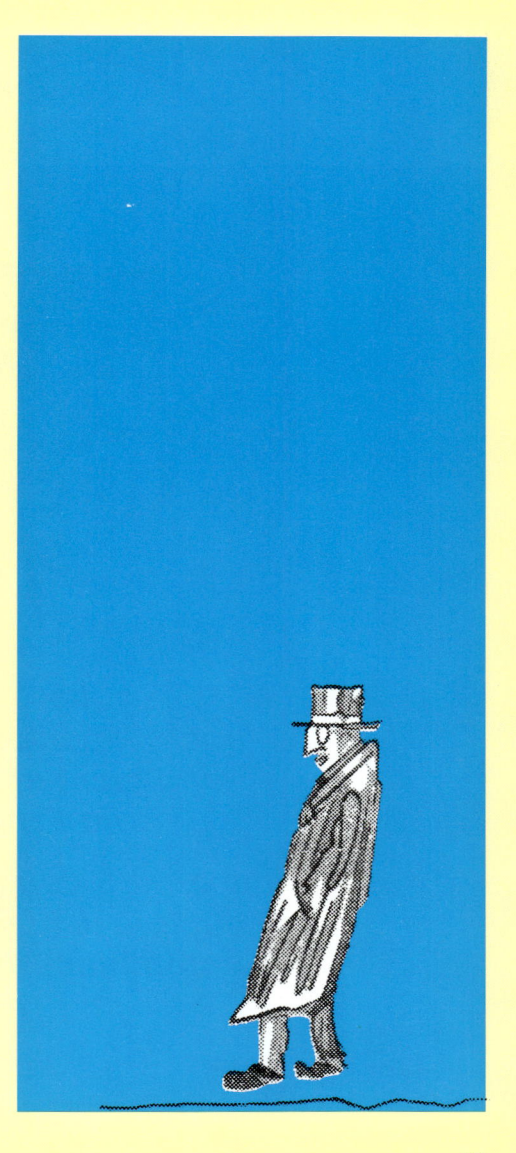

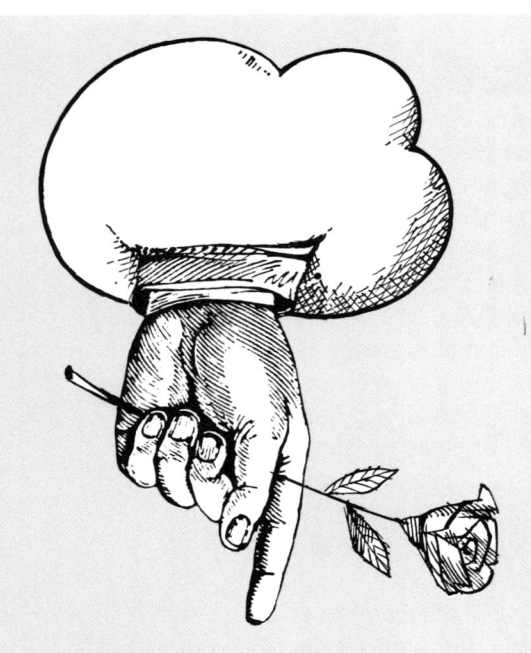

*Ein gutes Wort sagen
auch in schlechten Tagen
und nicht kleinlich sein
im Ernstfall.*

*Immer neu den Anfang wagen
auch in schlechten Tagen
und nicht mutlos sein
im Ernstfall.*

Jetzt.

> *Und was ich nicht mehr schaffe,*
> *hast du eben anderen bestimmt.*
>
> *Alexander Solschenizyn*

Es ist zuweilen nicht so einfach, sich auf ein gutes Wort einzulassen. Man stemmt sich mit aller Kraft gegen die notwendige Einsicht, weil sie, so vernünftig sie auch ist, jenen leisen Schmerz verursacht, den man nicht beschreiben, aber deutlich spüren kann. Und auf einmal ist die Situation da, das zunächst Unvorstellbare wird Wirklichkeit, der Ernstfall. Es muß nicht gleich um Leben und Tod gehen, nicht einmal um die ganz große Herausforderung; es genügt schon der Zwang zum Geduldhaben mit sich selbst, die kleine Einschränkung seiner Möglichkeiten. Mit solchen Erfahrungen zu leben, will gelernt sein. Diese kleinen Schritte sind wichtige Momente erlebten Menschseins. Sich fügen, sich neu finden, seine Grenzen akzeptieren – was für ein Abenteuer! Und plötzlich leuchtet das weise Wort auf wie ein funkelnder Edelstein; es gibt Gelassenheit, weil man es gelten läßt. Ja, so ist es, und es ist gut so.

Werner Schaube

„… es dringen Blüten aus jedem Zweig"

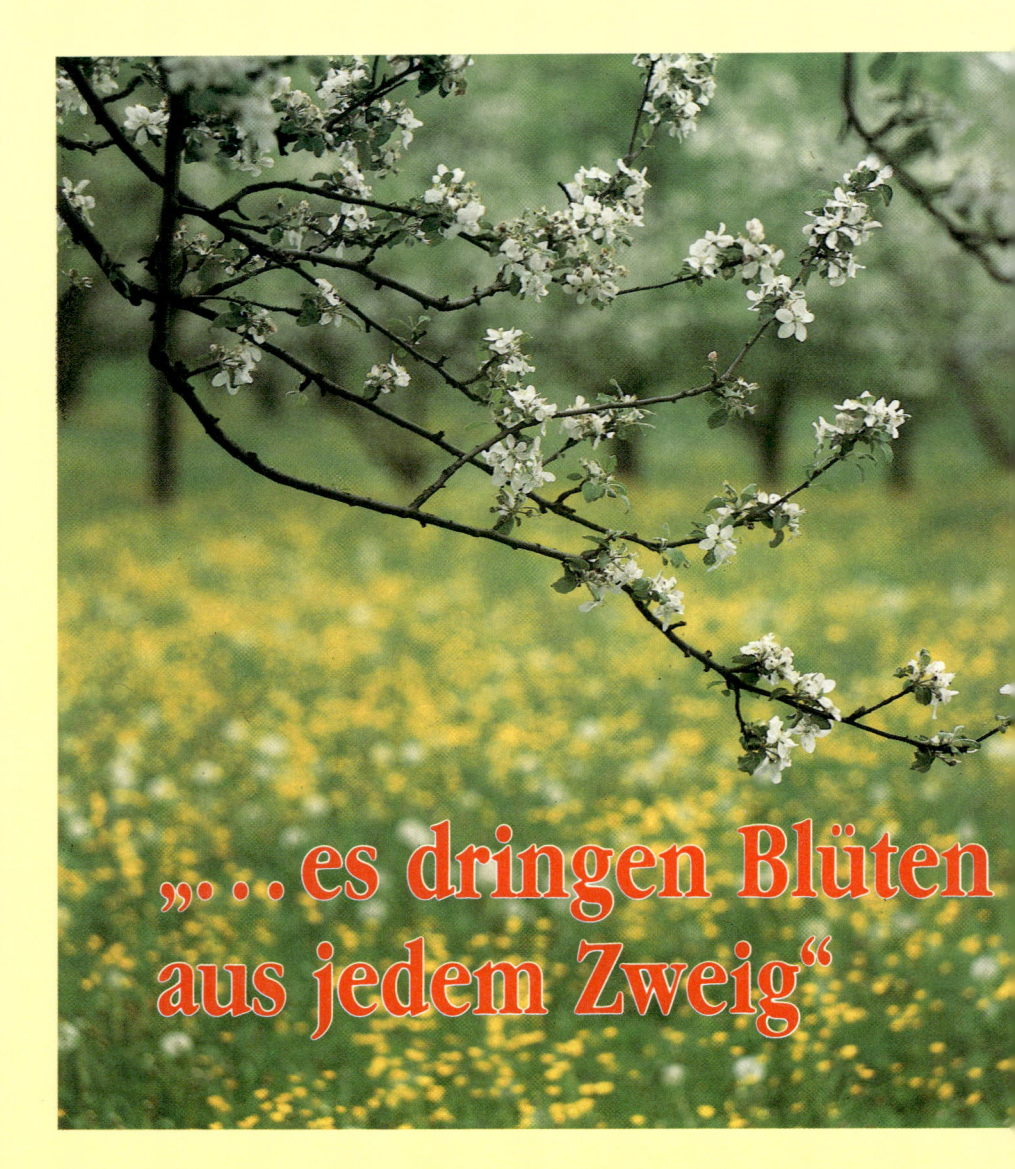

Unterscheidung

Gib mir, Gott, die Gelassenheit,
Dinge hinzunehmen,
die ich nicht ändern kann.
Gib mir den Mut,
Dinge zu ändern,
die ich ändern kann.
Gib mir die Weisheit,
das eine vom andern zu unterscheiden.

*Friedrich Christoph Oetinger
1702–1782*

Glaube
ist der Vogel,
der singt,
wenn die Nacht
noch dunkel ist.

Rabindranath Tagore, 1861–1941

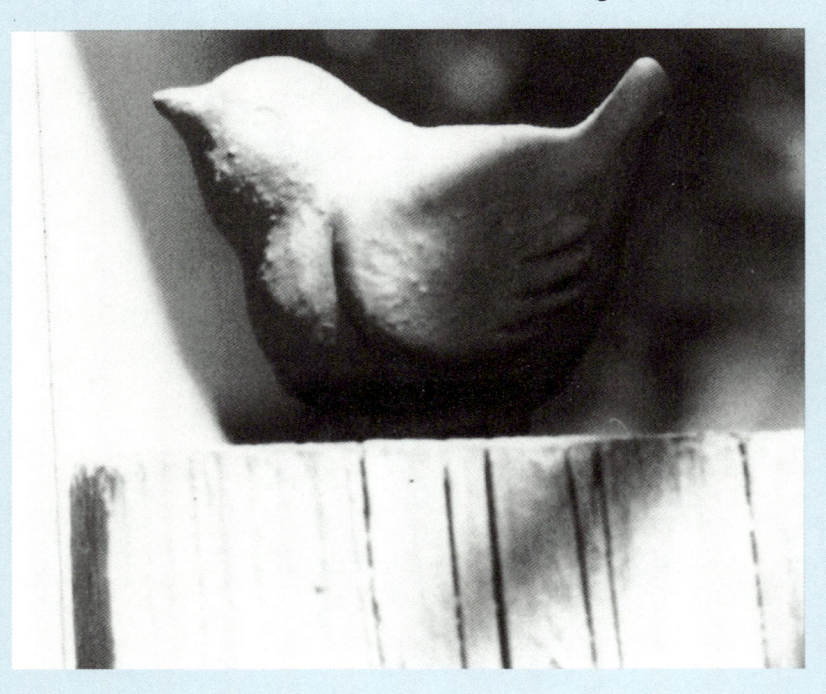

Weg in die Freude

... in jene Freude, die durch das Leben und die Botschaft Jesu in unsere Welt kam und die sich durch seine Auferweckung als unbesieglich erwies. Diese Freude ist dem Kindersinn unserer Hoffnung verwandt ... Von ihr ist schwer zu reden und leicht ein Wort zuviel gesagt. Sie kann eigentlich nur angeschaut und erlebt werden an denen, die sich auf die Nachfolge einlassen und darin den Weg ihrer Hoffnung gehen ...

Würzburger Synode

Der Glaube hat nicht nur den Sinn, sondern auch die Freude in die Welt gebracht.

Paul Claudel, 1868–1955

Vertrauen ist eine Oase im Herzen, die von der Karawane des Denkens nie erreicht wird.

Kahil Gibran

Hoffentlich.
Hoffen wir es.
Es besteht noch Hoffnung.
Nur nicht die Hoffnung aufgeben.
Redewendungen,
die von der Hoffnung sprechen,
die wir tagtäglich gebrauchen.
Hoffen – auf was? wozu? warum?
Fragen,
die sich jede Hoffnung
gefallen lassen muß.
Unsere Hoffnung heißt:
Jesus Christus.
Damit ist alles gesagt.

Werner Schaube

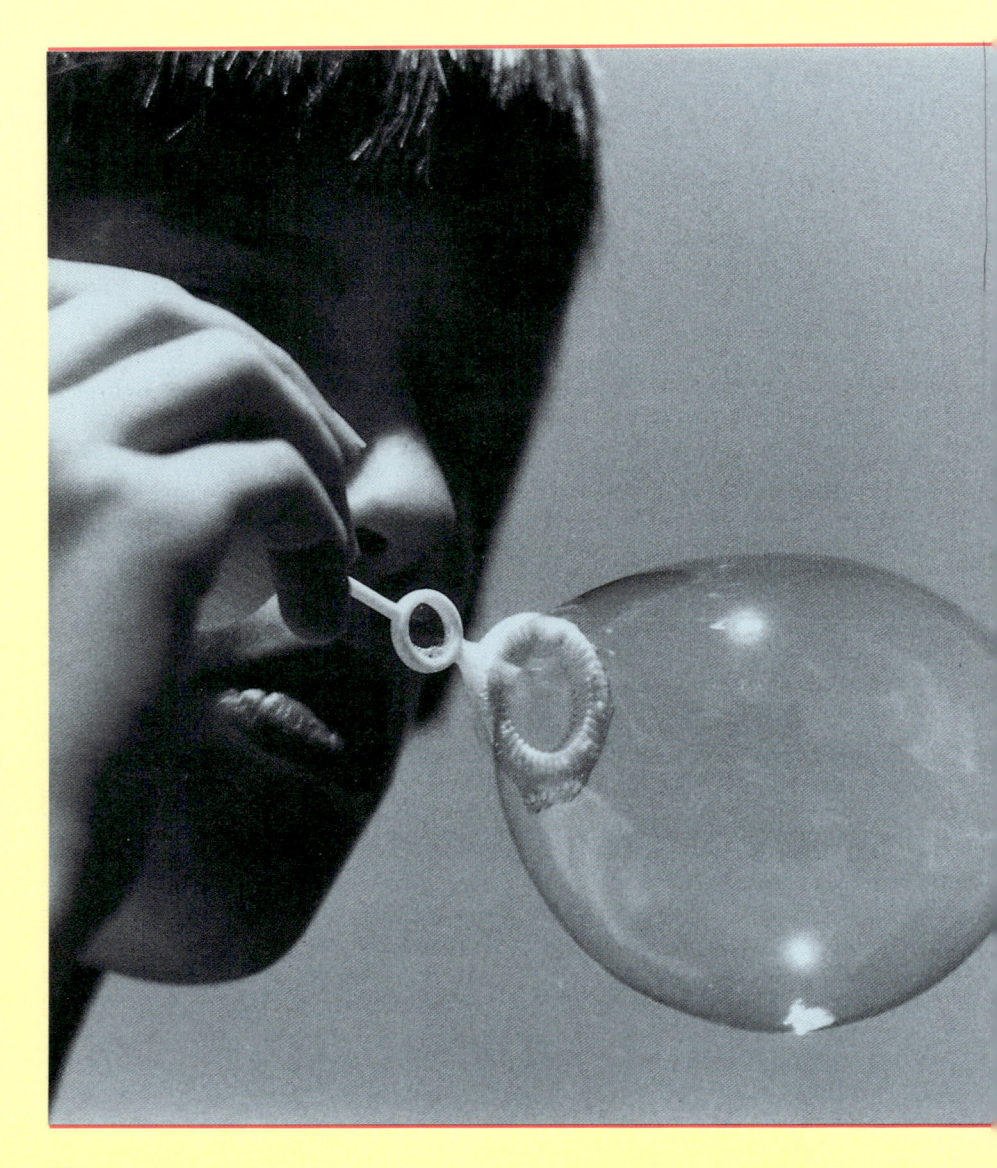

Erfahrungen – ein Credo

Von Anfang meines Lebens an
kamen mir Hände entgegen,
die mich trugen und hielten.
Ich lernte kennen, was Güte ist.
Und so erfuhr ich, daß die Liebe trägt.

Am Anfang meines Glaubens
begegnete ich Menschen, die mit Gott lebten.
Ich lernte kennen, was für Licht und Wärme
die Frohe Botschaft verströmt.
So erfuhr ich, daß Gott wirklich ist.

Im Fortgang meines Lebens stieß ich an viele
Grenzen und spürte die Macht des Bösen.
Ich lernte kennen, was Schuld und Vergebung ist.
So erfuhr ich, daß immer Hoffnung ist.

Einmal wird dieses Leben zu Ende sein.
Ich werde der Wirklichkeit selbst begegnen,
Gott, der die Wahrheit ist.
Ich werde geborgen sein.

Andreas Baur

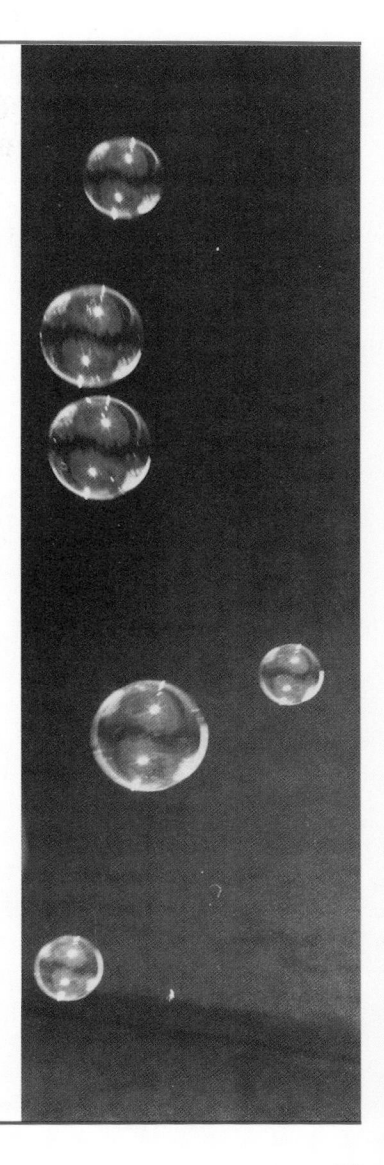

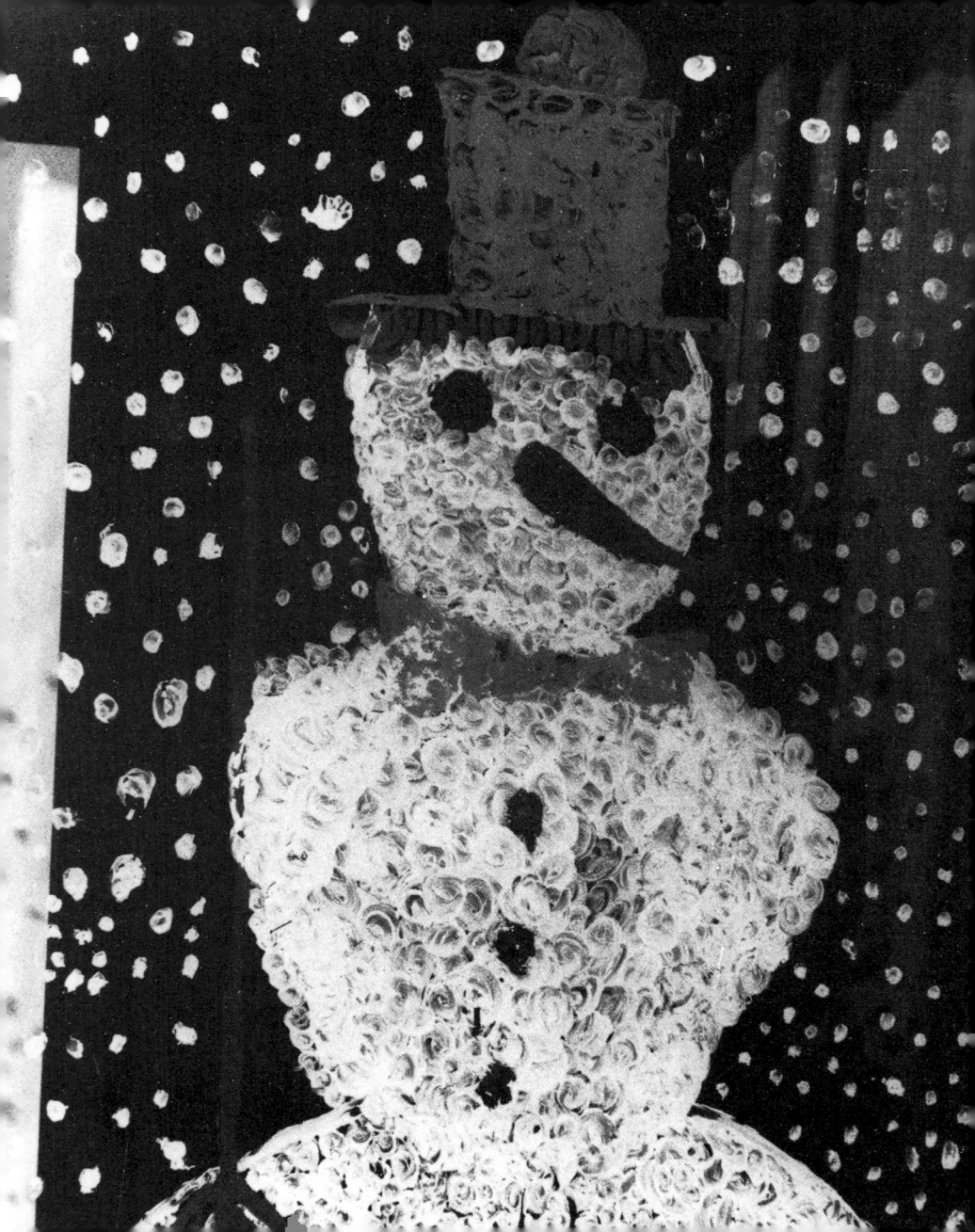

Gute Aussichten

Ein Auge,
das nicht hinaus-sieht,
das nur sich sieht,
ist blind.
Ein Mensch,
der immer
nur sich selbst
im Auge hat,
hat „schlechte
Aussichten"!
Schau hinaus,
schau hinauf
ins Ewige,
sieh dich hinaus
aus deinem
engen, dunklen Ich,
dann hast du immer
„gute Aussichten"!

Elmar Gruber

Lesehinweise

Phil Bosmans, Vergiß die Freude nicht, 42. Aufl., Freiburg 1987
Piet van der Bruggen, ...wünsch Dir gute Besserung. Heiter-besinnlicher Seelenbalsam, 2. Aufl., Freiburg 1987
Edmund Johannes Lutz (Hrsg.), Kranke beten – Beten mit Kranken, München 1984 (Don Bosco Verlag)
Georg Moser, Auf dem Weg zu mir selbst, 7. Aufl., Freiburg 1984
Werner Schaube, Rufsäule. Versuche zu beten, 3. Aufl., Freiburg 1987

Quellennachweis

S. 12 Bosmans, Phil: Ohne Lachen läßt sich nicht leben. Aus: Vergiß die Freude nicht. Freiburg, Basel, Wien: Herder, 42. Aufl. 1987
S. 15 Willms, Wilhelm: wußten sie schon... Aus: der geerdete himmel. wiederbelebungsversuche. Kevelaer: Butzon & Bercker, 7. Aufl. 1986
S. 16 Selig die Humorvollen und Weisen. Aus: Balling, Adalbert Ludwig: Unser Pater ist ein großes Schlitzohr. Freiburg: Herder (Herder Taschenbuch 1045) 1981
S. 21 Ende, Michael: Denn so wie ihr Augen habt... Aus: Momo oder Die seltsame Geschichte von den Zeit-Dieben und von dem Kind, das den Menschen die gestohlene Zeit zurückbrachte. Ein Märchen-Roman. Stuttgart: Thienemanns 1973
S. 24 Schaube, Werner: Komm, sing ein Lied! Aus: LP: Lebenslieder Kon 163/1985. Lippstadt: Kontakte-Musikverlag, © by Werner Schaube
S. 26 Raimund, Ferdinand: Der Wert des Glücks. Aus: Ferdinand Raimunds Gesammelte Werke. Gütersloh: Sigbert Mohn 1982
S. 29 Rede des großen Häuptlings Seattle vor dem Präsidenten der Vereinigten Staaten von Amerika im Jahre 1855. Olten: Walter o. J.
S. 30 Heißenbüttel, Helmut: Einfache Sätze. Aus: Textbuch I. Darmstadt, Neuwied: Luchterhand 1960
S. 34 Defoe, Daniel: Robinson Crusoe. Aus: Romane, Band 1. München: Hanser 1968
S. 40 Pascal, Blaise: Vater im Himmel. Aus: Werke. Band 1. Heidelberg: Lambert Schneider, 8. Aufl. 1978
S. 48 Mutter Teresa: Gebet. Aus: Worte der Liebe. Hrsg. in Verbindung mit Malcolm Muggeridge. Freiburg: Herder, 7. Aufl. 1982
S. 50 Penzoldt, Ernst: Genesung. Aus: Der dankbare Patient. Ein Brevier. Frankfurt/M: Suhrkamp 1955
S. 55 Oetinger, Friedrich Christoph: Unterscheidung. Aus: Seitz Manfred, Thiele Friedrich (Hrsg.): Wir beten. Gebete für Menschen von heute. Bad Salzufflen, Gladbeck: MBK-Schriftenmissionsverlag, 2. Aufl. 1968
S. 57 Weg in die Freude. Aus: Würzburger Synode: Beschluß: Unsere Hoffnung. Ein Bekenntnis zum Glauben in dieser Zeit. Teil III. 4: Weg in die Freude
S. 59 Baur, Andreas: Erfahrungen – ein Credo. Aus: Mein Gott ist Hoffnung. Besinnung auf das Apostolische Glaubensbekenntnis. Donauwörth: Auer 1985
S. 61 Gruber, Elmar: Gute Aussichten. Aus: Monika 1/1985

Die Bibelstellen sind der Einheitsübersetzung entnommen. © Katholische Bibelanstalt, Stuttgart

AUER Geschenkbücher von Werner Schaube

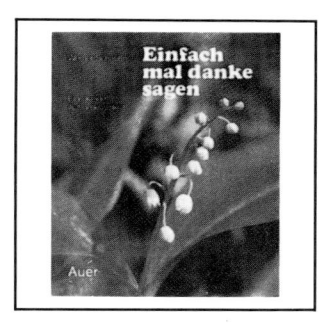

Die Geschenkidee,
wenn man ein herzliches Dankeschön besonders nett sagen will.

Einfach mal danke sagen
Eine kleine Aufmerksamkeit
64 Seiten, sw-Fotos, geb. DM 14.80
Best.-Nr. **1577**

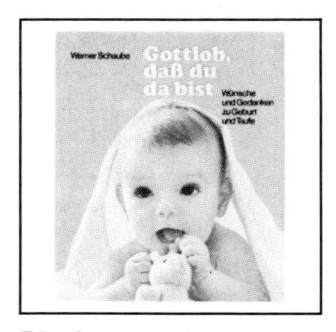

Die Geschenkidee,
wenn man auf seine Weise –
ebenso herzlich wie persönlich –
zur Hochzeit gratulieren will.

Damit das Glück bleibt
Wünsche und Gedanken für Eheleute
3. Aufl. 1984, 64 Seiten, sw-Fotos,
geb. DM 14,80   Best.-Nr. **1322**

Die Geschenkidee,
wenn bei lieben Verwandten und
Bekannten ein freudiges Ereignis
zu beglückwünschen ist.

Gottlob, daß du da bist
Wünsche und Gedanken zu Geburt und Taufe
2. Aufl. 1984, 64 Seiten, sw-Fotos,
geb. DM 14,80   Best.-Nr. **1428**

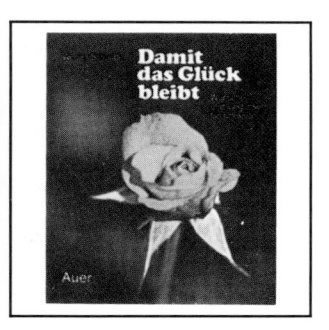

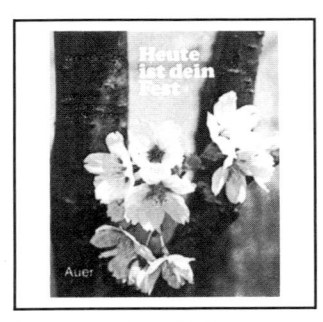

Die Geschenkidee,
wenn man zum Namenstag eingeladen wird.

Heute ist dein Fest
Wünsche und Gedanken zum Namenstag
64 Seiten, sw-Fotos, geb. DM 14,80
Best.-Nr. **1500**

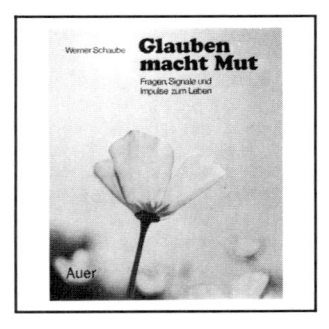

Die Möglichkeit,
Trauer und Schmerz zu teilen, ein tröstendes Wort zu sagen.

Und der Trost heißt Leben
Zuspruch und Hoffnung für Trauernde
64 Seiten, sw-Fotos, geb. DM 14,80
Best.-Nr. **1429**

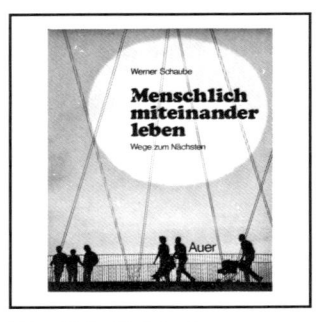

Die Geschenkidee,
wenn man einem Jungen oder Mädchen zur Firmung ein gutes Wort mit auf den Weg geben will.

Glauben macht Mut
Fragen, Signale und Impulse zum Leben
64 Seiten, sw- und Farb-Fotos,
geb. DM 14,80   Best.-Nr. **1649**

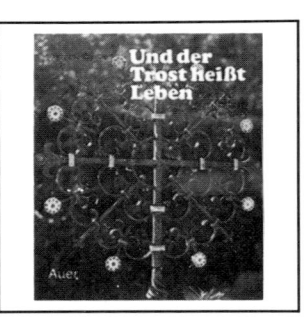

Die Möglichkeit,
einen Weg zum Nächsten zu finden und das menschliche Miteinander zum Ausdruck zu bringen.

Menschlich miteinander leben
Wege zum Nächsten
64 Seiten. Mit zahlreichen sw-Fotos,
geb. DM 14,80   Best.-Nr. **1843**